Spiritual Culture
青心文化

在阅读中疗愈·在疗愈中成长

READING&HEALING&GROWING

瑜伽文化常识

范 塬——著

中国青年出版社

॥श्रीगणेशाय नमः॥

礼 敬 葛 内 沙

目 录

第 一 章
印度瑜伽文化探源　· **001** ·

第二章

瑜伽中体式和呼吸的秘密 · 093 ·

第三章

瑜伽是一种独特的生活方式 · 161 ·

第四章

女性练习瑜伽的好处 · 207 ·

第五章
瑜伽对现代人身心健康的贡献 · **243** ·

附 录

瑜伽经 · **277** ·

序 言

2020年，经友人推荐，我与喜马拉雅有声电台合作了一个课程——“瑜伽身心修习课”，本书就是在这个课程的基础上写成的。在整理文字的过程中，我意识到实际上这是一本有关瑜伽文化的手册，因此就将它取名为“瑜伽文化常识”。

瑜伽，是来自古印度的一套完整的生命知识，它不仅有系统深邃的哲学思想，也有可以遵循修习的具体方法。它为那些探求人生真实利益者提供了有价值的生命观，一种超凡脱俗的、具有崇高性的生活方式，即瑜伽士的生活；也为瑜伽爱好者的身体健康和精神净化提供了极具价值的技术支持。然而无论如何，了解瑜伽文化常识都是首要的工作，因为这是瑜伽的基础。我希望这本小书能够对此有所裨益。

我曾经在印度学习瑜伽，对获得瑜伽真知抱有强烈的渴望，并且希望能够成为真正的瑜伽士。我会一如既往地研究和实践瑜伽，对我而言，瑜伽就是恩典。

一本书的面世需要很多助缘，本书的出版亦是许多人共同努力的结果。首先要感谢喜马拉雅电台的王夏萌女士和叶康先生，从最初的选题开始我们就并肩工作，没有他们，很难想象会有这本书的问世。

感谢青心文化吕娜女士对本书出版的大力支持，以及编辑华海玲女士所做的一切工作。

衷心感谢 Kimmey 女士对本书的慷慨资助，她始终是我得以创造性地工作的有效保障。特别感谢我的助手 Linda，本书大量的文字工作都有赖于她辛勤的工作。

本人能力有限，加之成书时间仓促，若有谬误，还请读者朋友们给予指正。

范塬

2022 年 10 月

अ

第一章

印度瑜伽文化探源

瑜伽文化常识

瑜伽是为了获得个体生命的终极自由服务的，是为了摆脱所有的不幸而做的努力。

瑜伽的定义

瑜伽的定义是什么?说到瑜伽的定义，这是一个既简单又复杂的问题。

首先，“瑜伽”是梵文 yoga 的音译。梵文是古代印度的一种主要语言，梵文一向以声音优美动听、充满能量而著称，同时还以语法精密复杂和记录的内容深邃神秘、充满智慧而名扬世界。

yoga，这个词是连接和结合的意思，就是把两个东西放在一起，结合为一个整体。譬如牛和牛轭的结合，水和泥土的结合，以及身和心的结合。依据印度文化，这里还有个体小我和整体大我结合的含义。个体小我，就是我们的自我意识，整体大我，则是指宇宙之全体。印度文化认为，个体小我是整体大我的一部分，它们是“一”不是“二”。整个印度文化的思想主要就是围绕着这个问题进行大量讨论的。如果依照中国文化来理解，这其实就是天人合一的思想。天是指宇宙和自然，人是指个体的我，两者完满和谐如一。

yoga，这个词不仅有结合的意思，还有分离的意思。在印度哲学中，是指原人和原质的分离。原人和原质的概念来自印度最古老的哲学体系——数论哲学。简单地说，原人是指绝对的精神体，就是万有生命的生命灵机，生命之所以是生命就是原人的作用。而原质则是指万有的世界的源头，即造化万千的自然世界都是在原质那里流溢出来的，原质是造化之母、万有之源。原人和原质一旦结合，将导致原质的衍化流溢，生命的出生和死亡。在印度文化中，不断地出生和死亡就是痛苦，瑜伽就是把这痛苦和不幸分离出去的工具。在这个意义上，人们常说瑜伽是消除痛苦的一种工具和方法。

关于瑜伽的定义，帕坦伽利在他的专著《瑜伽经》中给出了更加专业的解释，他说：**瑜伽是心的波动的止息**（**yogaś citta vṛtti nirodhaḥ**[1]）。意思是说，心意如果不波动了，就达到了瑜伽的最高状态。通常来说，心意有五种波动[2]。第一种是正确的认知，譬如在黑夜里看到一条蛇，这是正确的认知。第二种是不正确的认知，譬如在黑夜里看到一根“绳子”，事实上那是一条蛇，错误地认知蛇为“绳

---

1 《瑜伽经》1.2

2 《瑜伽经》1.5—1.11

子”了。第三种是语言和事实的不符合，譬如你说昨天去了北京，但事实并没有去。帕坦伽利认为这也是一种波动。第四种波动是睡眠，正如帕坦伽利在《瑜伽经》中所说“睡眠是一种特殊的波动”。睡眠为什么是一种波动？对此，许多瑜伽老师和《瑜伽经》学习者都很疑惑，这里帕坦伽利是想告诉我们，除了三摩地[1]的状态以外，一切都是波动。第五种波动记忆，也是同理。通过两种认知语言——睡眠和记忆，帕坦伽利意图通过囊括所有的波动，以彰显瑜伽的定义，进而展开《瑜伽经》的讨论。他说如果想要让心意停止波动（这里的心意，可以通俗地理解为意识），需要练习冥想、练习禅定，高级的禅定可以进入三摩地。所以，《瑜伽经》的权威注释者——毗耶娑（vyāsa）圣者说：瑜伽就是三摩地（yogaḥ samādhiḥ）。在这里，瑜伽的定义，就是让所有的意识波动变小，直到完全停止。这就是帕坦伽利给予瑜伽的定义。

在古代印度，瑜伽有两个最大的原始目的：第一，为了摆脱生死轮回，不让生命永无休止地轮转。印度人认为生命是一个封闭的环形结构，且这里充满苦难，众生就在

1 三摩地（samādhi），古译等持、等至。

这里无数次地枯燥重复。

另一个，就是获得超能力。这个超能力可以体现在身体的变大和变小等方面，也可以体现在感官的能力加强。无论我们相不相信这些，但古代印度的瑜伽士们很多就是以这个为目的而勤奋练习瑜伽的。

说了这么多，我也试着给出现代瑜伽的定义：

瑜伽是一种工具，是帮助我们度过艰难人生的工具，犹如渡过河流的舟伐，翻越大山的拐杖，寒夜之暖室，酷夏之清泉。

瑜伽是一种生活方式，是一种高度自律的生活方式，是一种不断净化身体与心灵的生活方式。

瑜伽是一条道路，是从低处走向高处，是一条超越自己的局限进入更高维度的道路。

瑜伽是一种信仰，虽然瑜伽从来都不是什么宗教，但也可以说它是一种信仰，是全然投入自我生命改造的信仰，一种完善自己的信仰。

瑜伽是一种行动方式，是行动者行动在世界而不被世界染污的行动方式。这种行动方式放弃了对行动结果的执着，在行动中不再追求行动的果实，是对果实的渴望的枯竭。

对于今天大多数人而言，瑜伽还是一种锻炼方式，这里说的锻炼不仅仅是一种身体锻炼，而是更为完善和整体的锻炼，它有助于平衡现代人的工作和生活，身体和头脑。

过瑜伽士的生活吧，这是简单、快乐、有责任、讲职责，注重道德建设和自身净化的美好生活。

这就是对瑜伽简明扼要的定义。

瑜伽的创始人是谁

我们一般不说瑜伽的创始人，而说谁是第一位瑜伽士，谁是第一位瑜伽古鲁，谁是第一位瑜伽老师？依据印度传统，瑜伽的第一位老师，是一位印度大神，他的名字叫作湿婆（śiva）。湿婆，依中文字面理解，好像是一个被淋湿的女人，但事实上人格化的湿婆是一位体格健壮、性格复杂的男士形象。他喜欢独处，不喜欢群居；长时间的冥想，是他最喜欢的事情；他把家安在了喜马拉雅山区，一个名叫凯拉什（kailāsa）的山上，藏语称这座山为“冈仁波齐”。

关于湿婆，我们还需要从印度的神明世界谈起。

印度的神明

印度是一个神的世界，有人说印度的神灵数以亿计，比人还多。虽说印度的神明很多，但主要的也只有几十位，其中有人格化的男性神和女性神，还有一些自然神和动物化的神，最有名的动物化的神：猴神哈努曼、象鼻神葛内沙。如果说最最重要的，当数三位大神：梵天（brahmā）、毗湿奴（viṣṇu）和湿婆（śiva）。这三位大神都各有自己的信仰者、崇拜者，那些崇拜者把自己所崇拜的神看作是世界的最伟大者、创造者、维持者，同时还是毁灭者。随着历史的演变和信仰团体的相互碰撞、融合，逐渐也有把三位神放在一起共同信仰的。在这个系统中，三位大神分工明确、各司其职。梵天负责创造，专门负责创建万有世界；毗湿奴则专门负责维持世界的有序运转；而湿婆则是毁坏之神、毁灭之神，到了一定时期，他就解构这个世界，毁掉这个世界。他会跳起毁灭之舞，随着他的舞步世界轰然崩塌，他还会用长在两眉之间的第三只眼所释放的火，燃烧掉世界万物。在印度文化中，毁灭就是建立，没有毁灭就没有建立，没有死亡也就没有所谓的出生。湿婆就是负责打破毫无生气的旧秩序，给生机勃勃的新秩序提供重构机会的一位大神。

人格化的湿婆，图像学意义的湿婆

有人说，湿婆是众神之神，是印度灵性文化的第一神。

下面就描述一下湿婆的人格化形象，并简单阐释其内涵。

所谓人格化，就是拥有人的形象特征和情感。湿婆的人格形象非常酷，最与众不同的就是拥有第三只眼睛，一般人有两只眼睛，而他是三眼者。这第三只眼睛，竖向地长在前额两眉中心的上方。另一位具有第三只眼睛的，就是湿婆的妻子帕尔瓦蒂的愤怒形象。什么是愤怒形象，简单说就是生气时候的样子。生气的样子、愤怒的样子和平时不太一样，在印度文化中把这种具有大能量的状态称为愤怒相。这一点不难理解，想必大家也不陌生。

在印度文化中，湿婆的妻子和湿婆是一个整体的两个面相，就如中国的阴和阳，好像“一生二”接下来就是“二生三,三生万物”了。从这个意义上说，唯有湿婆拥有第三眼，也是说得通的。这第三只眼可以喷出火焰，烧毁一切，这是湿婆最为重要的能力象征。印度的爱神就是被湿婆的第三眼喷出的火所烧而失去了身体，虽然他还活着但却没有了形象。第三只眼是完全不同于前两只眼的，它是另一个维度的通道，所以我们也有必要开启第三眼，打开我们的能量之眼，以进入新维度。

湿婆有许多名字，其中一个叫青颈。在印度神话中，湿婆被描述为皮肤白皙，但颈部却是青色的，这里有一个传说。有一次，诸神和阿修罗一起合力寻找乳海里的珍宝。

在搅动乳海过程中，搅出了许多宝贝，但同时也搅出了一瓶毒药。这一小瓶毒药足可以杀死全部人类，毁掉整个世界。诸神和阿修罗都知道它的威力，他们四散而逃。就在这危机时刻，在不应逃避责任的人逃避责任的时候、在有义务者放弃义务的时候，大瑜伽士湿婆及时赶到，并吞下了这瓶毒药。他拯救了人类，这是一种普遍的拯救，高尚者得到拯救，卑鄙者同样也得到拯救。这显示出湿婆慈悲的一面，同时也暗示了——印度身体观七轮学说中喉轮的强大排毒作用，看来我们也需要好好进行有关喉轮的练习。

湿婆身上还有三处有眼镜蛇：第一处，他的发髻是用眼镜蛇缠绕的；第二处，他的脖子上缠有一条眼镜蛇；第三处，湿婆的下裙腰带是由一条眼镜蛇来充当的。在某种角度上，眼镜蛇象征着人体的能量通道，同时眼镜蛇是最毒的蛇，毒素也是一种能量的表现形式。

湿婆头上的月亮，并不是发髻上的一个简单装饰品，它代表着湿婆的智性，象征着智性的一种最高状态，类似一个人喝醉了酒的迷醉状态。世俗生活中许多人爱喝酒，其实就是喜欢酒后的那种状态。但智者的迷醉和醉汉的迷醉是截然不同的，不同在于智者的是一种全然觉醒的沉醉，而醉汉则陷入糊涂和迷乱。

作为瑜伽士的湿婆

传说湿婆是第一个瑜伽士，人们称他为 ādi yogī。ādi，梵语“第一”的意思，这是第一个瑜伽士的意思。他是瑜伽的开创者，我们所有的瑜伽知识都来自这位大神，是他把这些伟大的瑜伽知识带给了人类，他是一切瑜伽知识的源头，是一切瑜伽老师的老师，是人类心智和意识的贡献者。

传说，他先是将瑜伽传授给了妻子，然后才流布于世界的；还有一个说法，这些知识他先在喜马拉雅山传授给了自己的七位弟子，他们就是著名的瑜伽七圣。

教授瑜伽知识的人，一定是一个有爱的人，一定是一个愿意为人类的福祉而奉献的人，一定是对包括身体和意识在内的生命现象完全清楚的人，一定是一个完全自由的人，因为有执着就有迷惑，有迷惑就没有自由。作为舞蹈之神的湿婆最能体现这一点，传说湿婆可以跳三种舞蹈，一种是喜乐的阿难达舞，一种是庄严的婆罗多舞，还有一种是最猛烈的、恐怖的毁灭之舞。舞蹈之神意味着：湿婆是一个完全了解宇宙节律的人，因为舞蹈是最接近解脱的状态的，那是一种狂喜，一种动到极致的静止，完全忘我的静止；舞蹈就是动态的冥想。湿婆是以极度的狂喜舞蹈和完全的静止冥思来表达瑜伽的状态的。

无知者颠簸于世俗存在之海，而瑜伽士由于意识的提升，把无知踩在脚下。人格化的湿婆是美好的，然而湿婆的本质绝对不是一个皮肤白皙、发髻佩新月、上身赤裸、下身着虎皮裙，四处游走的少年。事实上，他代表着一种本质的宇宙形态，代表着黑暗，代表着终极的空无，代表着一种绝对终极的形式。

所以，我们说瑜伽是依靠提高人类意识而了解“空”的科学。

瑜伽为什么诞生在印度

瑜伽诞生于印度。对印度的基本情况有所认知，便于我们深入地了解瑜伽。对印度的国土和人民了解得越深，就会对这片土地生长出来的最灿烂的花朵——瑜伽，了解得越深。当深入地了解了瑜伽成长之地，你就会完全明白瑜伽为什么是这样的。

文明的形成和发展与自然地理环境有着极为重要的关系。什么样的山川河流造就什么样的文化，如同不同的土壤会生长出相应的作物一样。

瑜伽为什么会诞生在印度？这句话的潜在意思是“瑜伽不能在别的地方出现吗？”除了印度，瑜伽还真的不能诞生在世界其他地方。原因很简单，印度有着独特的自然、人文环境，其他地方的环境都不能构成瑜伽的产生条件。什么样的土壤生长什么样的作物，瑜伽只能诞生在印度。印度的人文和自然都适合产生瑜伽，产生瑜伽是理所当然的，甚至可以这样说，不产生瑜伽则有些不可思议了。

若想完全了解这些，我们还需要从印度的自然地理和人文环境两方面谈起。

印度之名

印度古称婆罗多之地，现在印度人也称自己的国家为婆罗多国。

印度的英文名称来源于一条河——印度河。印度河原文 sindhu，意思是水或海，传说是波斯人起的名字，还有的观点说，波斯人在说 sindhu 时对首字母 s 发音困难，他们的语言中又无送气浊音，就将该名误读为 hindu。后来希腊人来到这里，给这条河起名 indus。

中国古代称印度为天竺，也叫贤豆、赡部洲（jambu）、阎浮提（jambu dvīpa）（赡部洲和阎浮提，是古代中国佛经中对印度的称呼）。现在称印度，得名于玄奘法师的《大唐西域记》，其中写道："详夫天竺之称，异议纠纷，旧云身毒，或曰贤豆；今从正音，宜云印度"，还写道："印度之人，随地称国，殊方异俗，遥举总名，语其所美，谓之印度。"

印度在历史上并不是一个国家的概念，而是指一个地理区域。在这里有许多小国，分布在广袤的印度次大陆上，很少有统一的时候。

印度的山川河流和人文风貌

唐代玄奘法师对印度地理的描述："五印度之境，周九万余里。三垂大海，北背雪山。北广南狭，形如半月。画野区分，七十余国。时特暑热，地多泉湿。北乃山阜隐轸，丘陵舄卤；东则川野沃润，畴陇膏腴；南方草木荣茂；西方土地硗确。"

一般习惯把印度的国土分成东南西北中五部分，即：东印度、南印度、西印度、北印度、中印度，古代印度又叫天竺，所以人们常称其为"五天竺"。

三垂大海，是说印度三面都是大海，东面是孟加拉湾，西面是阿拉伯海，南面隔着海峡遥望斯里兰卡。三面都是印度洋。

印度总体形状似一个倒三角形，北广南窄，地形丰富，国土面积约 300 万平方公里。

北部是喜马拉雅山脉，从西向东绵延 2000 多公里，是一组十分庞大的山系。它阻断了山的南北两侧的人的交流，甚至是来自西伯利亚的寒流和印度洋的暖流，这让印度"与世隔绝"。喜马拉雅山是灵性之源，印度诸神的家园，那里隐藏着无数的静修中心和修行山洞。如果想了解印度的瑜伽文化、隐居文化、静修文化，就一定要探访这里。人们熟悉的瑜伽圣地瑞诗凯诗、印度教圣地哈里德瓦拉都在这个地区。

印度南部是一望无际的平原和丘陵地带。

印度北部与南部的分界线为温迪亚山脉，类似中国秦岭，它是重要的地理分界线。温迪亚山脉里也有很多的静修林，有很多美丽动人的古代印度故事来自这些静修林。

印度西北部与巴基斯坦、阿富汗交界，这里非常重要，整个印度唯一的“口子”就在此，可以说主要的印度文化交流全部由此完成，相当于中国的丝绸之路，这是印度和世界融合的窗口。现在印度的主体民族——雅利安人就是由此从中亚地带的俄罗斯大草原上迁移进入印度西北部的。大部分学者认为，雅利安人一支去了欧洲，成为了今天的欧洲人；另一支到了阿富汗，在坎大哈做短暂停留后，一部分去了波斯——今天的伊朗（后来被称为伊朗雅利安人），另一部分则来到印度，先定居印度河流域，后进入亚穆纳河、恒河流域。随着雅利安人的到来，陆续还有很多外来种族，如伊斯兰人、波斯人、蒙古人、希腊人也从这里进来。几千年来，原住民之间、原住民与外来种族之间，多民族多种族的持续融合，共同创造着印度文明。

印度东北部是那加山脉（与缅甸接壤），地势险峻。我曾经到过那加山脉缅甸一侧，那里条件艰苦，非常难走，很少有人通过这个狭长地带前往印度。

印度东面为孟加拉湾。

印度西面为阿拉伯海。

总之，整个印度次大陆呈现为一个倒三角形，除西北部外，这里是一个非常独立的地区。正是这样的地理风貌，造就了印度文化的独特性。

印度次大陆河湖密布，这里重点介绍三条最主要的河流，分别是：印度河、恒河，以及恒河的主要支流亚穆纳河，正是在这三条河流的两岸产生了极为璀璨的印度文明。如果把印度文明只分为三个时期，那就是印度河文明、恒河文明和全印度文明时期。

（1）印度河

印度河，发源于冈底斯山，注入阿拉伯海。印度河流域，是印度文明的发源地，这包括印度古文明时期和印度河雅利安文化时期。瑜伽文化发源地也是在印度河流域。

印度河流域的五河文明（五个支流汇聚成印度河）是

早期的吠陀文明。印度河文明比中国文明早些，比两河流域和古埃及文明晚一些。最早的瑜伽印记是在印度河文明、吠陀文明早期的摩亨佐达罗（mohenjodharo）发现的。在摩亨佐达罗文明遗址曾发现一枚印章，印章上雕刻着冥想体式，叫作兽主（paśupati）印章，兽主是湿婆早期很主要的一个名字。这是瑜伽历史的开端。

接下来，雅利安人继续向东迁移，来到恒河流域。印度文明的中心也随之迁移到恒河沿岸。

（2）恒河

恒河（gaṅgānadī）是印度第一大河，全长约 3000 公里，发源于喜马拉雅山的甘戈特力，由孟加拉湾注入印度洋。甘戈特力是印度的四小圣地之一，但有些印度人会说恒河发源于中国西藏阿里地区的冈仁波齐。

这里创造出了著名的“恒河文明”，恒河平原是雅利安人迁徙到印度次大陆的第二站。恒河平原也是湿婆文化最主要的发展地之一。在这里雅利安人完成了包括湿婆文化在内的恒河文明的缔造。可以说，印度文明的相当部分或者说主体部分就是恒河文明。

（3）亚穆纳河

亚穆纳河是恒河最大的、最重要的支流，事实上它的水流更充沛。亚穆纳河孕育了毗湿奴（viṣṇu）文化。

恒河和亚穆纳河交汇处叫阿拉哈巴德（阿拉伯语），也是亚穆纳河汇入恒河的地方，称为汇合处（samāgama）。这里是印度教最为重要的圣地，是印度苦行者集会——大壶节（kumbha melā）的四大举办地之一。大概每隔 12 年就会在这里举办长达半年的全印度修行者大会。

可以这样说，印度如果没有喜马拉雅山，没有印度河、恒河、亚穆纳河，包括瑜伽文化在内的印度文明就不会存在。正是因为有极其崇高的、难以到达的喜马拉雅山，也正是因为有那泛滥到漫无边际的恒河水和亚穆纳河两岸的美丽风景，才会产生出从吠陀文明到耆那教、佛教、印度教……这些伟大而精致的思想。

这几条大河的两岸造就了印度文明，而后文明又翻过温迪亚山，来到印度南部，从而进入泛印度文明时期，宣布了全印度文明时代的到来。

这就是瑜伽文化产生的自然土壤、人文风貌。

瑜伽哲学都有哪些内容，是如何影响练习的

什么是瑜伽哲学

“哲学”的内涵有很多，简单说，哲学是一门让我们弄明白事理的学问。

人生哲学统摄着人的价值观。一个人的任何一个行动都和他的价值判断有关。例如，午休时同事们去买饮料，你会发现不同的人购买的饮料品种是不同的，有人认为应该喝些功能性饮料给自己提提精神、补充能量；有人认为不能喝含糖量太高的饮料，那不健康；有人则认为除了白水以外其他饮料都不健康，因此他只喝白水；但即使是白水，还有许多种矿泉水以及纯净水，矿泉水中还有冰山水、雪山水等等。每一个选择背后，运作的都是你的哲学，它影响着你的判断。可见，哲学并不高深，哲学也无处不在。

“瑜伽哲学”就是搞清楚“瑜伽是什么”的一门学问，明白“yoga”这个梵文单词包含的所有信息。印度传统上对“哲学”这个词的理解，不太强调“明白”，而是更强调

“看法”和“观点”，是对某一事物的一种独立的、有别于他人的看法。强调看法、观点或见解的独立性，那样的观点才有价值。在此视野下，“瑜伽哲学”就是依照瑜伽的角度、以瑜伽为观察点来理解世界和自身。因为哲学，特别是印度哲学主要就是研究个体生命和个体生命生活的环境，也就是这个可见的世界。“瑜伽哲学”就是以瑜伽的角度来观察分析自身和世界的印度传统的哲学方法论。

瑜伽哲学的研究对象

瑜伽哲学包含的内容或者研究对象，是人的一切知识，包括人的物质和精神构成，人的出生和死亡，甚至死亡之后的事情也是瑜伽哲学的研究对象。

对于人类的意识和情绪，瑜伽哲学都显示出巨大的热忱，对不可见的内心世界、潜意识世界，人的情绪来源和解决方案，都有非常清晰的阐释。对人生面对困难的处理方法的研究，瑜伽哲学也极有建树，我个人认为这些看法和方案都非常领先，甚至是终极的解决之道。

瑜伽哲学还研究人和世界的关系，研究如何与自然和谐相处。为了达到和谐相处的目标，就必须研究整个外部世界：世界是如何形成的，世界又是如何毁灭的，宇宙和人之间到底是何种关系。

应该注意的是，瑜伽哲学是立足于个体生命的科学研究，是自我认知和自我探索的学问，它的研究方向是向内的，是关注心灵的。

瑜伽哲学是所有瑜伽练习的指引，因为人的每一个动作都出自一种见解和判断。它是那些瑜伽练习法：体式法、呼吸法和冥想法背后的逻辑，是它们之所以这样做、这样练习而不那样做、不那样练习的依据；它为所有瑜伽实践提供内在逻辑支撑，是所有表象背后的本质；但它又不是轻易可见的，正如难以在每一朵有韵律的浪花中看到静谧的大海深处。

瑜伽哲学的历史和经典

瑜伽的历史非常悠久，它的思想源泉可以追溯到距今5000年以前，在公元前3000年前就已经有瑜伽术了。

在印度思想的最高圣典——《吠陀本集》（veda saṃhitā）中已经体现出诸多瑜伽思想的面貌，而在印度思想之湖——《奥义书》（upaniṣad）中则渐趋完善，那时瑜伽的修习系统和次第都已十分明确。到了公元前2世纪左右，有一位名叫帕坦伽利的人写了一本《瑜伽经》（yoga sūtram)，虽然此书只有简明扼要的196句经文[1]，但就是凭借这196句经文，瑜伽的地位被提高到印度最主要的六派哲学之一，这本书奠定了瑜伽哲学的基础。

自此以后，瑜伽进入古典主义瑜伽时期。而在几百年后崛起的瑜伽新流派——哈他瑜伽，则加入了许多非常古老的密教元素和阿育吠陀（印度的传统医学）知识，以一种别开生面的形式展开和发展。

就这样，这千年的瑜伽传统一直流传到今天……如今，瑜伽已经更加世界化、更加多元化了。

为什么要学习瑜伽哲学

一言以概之，瑜伽哲学是一切外在瑜伽练习技巧的内在逻辑支撑。它是练习法的动力因，你为什么要练习体式法、呼吸法和冥想法，那是因为你有认识自我的冲动，有对内在认知的渴望，想更有活力地生活，让幸福的感觉再多一些，平静的状态再久一些。但如果不了解瑜伽的哲学，照猫画虎地做表面练习，虽不是全无益处的，却也是事倍功半了。不仅如此，依据我的经验，那种毫无内在成长的

---

1 《瑜伽经》的经文数有194句和196句两种版本。

练习，其热情也很快就会枯竭。因此，每一个瑜伽练习者、瑜伽老师、瑜伽爱好者、瑜伽从业者都应该学习瑜伽哲学知识。不仅如此，所有有缘遇见瑜伽的人都应该学习瑜伽哲学，因为每个人来到这个世界都应该或者必须认识自己，了解这个世界。

学习瑜伽哲学，它会深深影响你的练习，你的练习不再停留在粗浅的表面。例如，你的身体观决定了你对体式练习的理解，如果你认为身体是由骨骼和肌肉组成的，和持有瑜伽的身体观——身体是由五种从精微到粗糙的身鞘组成，练习的结果自然不同。总而言之，理解不同，结果就不同，唯有建立在对瑜伽的正确理解上，练习才会结出丰硕的果实。

如何学习瑜伽哲学

首先，学习瑜伽哲学最好应与学习瑜伽的体式法、呼吸法、冥想法同时进行。这样相辅相成地进行，对于建立整体的瑜伽生命观大有裨益。如果您练习瑜伽体式已经有一段时间，但还不了解瑜伽哲学，请您尽快补上这一课。

其次，学习瑜伽哲学应该跟随一位对此精通的老师。

最理想的老师——他不仅仅是一个理论家，也是一位练习者、一位瑜伽士。跟随这样的老师，可以规避学习到错误知识的风险。学习到错误的知识是人生诸多不幸中最大之不幸。

最后，学习瑜伽哲学应该以瑜伽经典为入门、为进展、为依据、为始终。因为经典是获得正确知识的唯一保障，其实老师就是梳理、解析、讲述经典的人，不精通经典的老师不是真正的老师。

学习瑜伽哲学，了解瑜伽的内在原理，探索瑜伽的思想和文化是非常充实有趣的事情。

瑜伽文化中重要的经典都有哪些

瑜伽经典的历史渊流

凡是一种学派思想都会有其经典著作，这种系统的、总结性的、能够揭示此派别核心精华的著作为本派别的经典。

和所有的思想体系一样，在瑜伽形成的初期，大概公元前 3000 年，我们能看到的只是那些做着瑜伽体式的小泥人和一些散落在印度河河床上的浮雕印章，这些遗迹表明瑜伽在哈拉帕文明（印度河文明）之前就已经存在了。

那时候人们为什么会练习瑜伽？瑜伽的什么好处使得他们练习？我想，那时候人们练习一定不是为了减肥瘦身，也绝不是什么休闲娱乐的目的吧。那时的人们练习瑜伽一定是和自己的重大生命关切有关。从古到今，人类最大的关切就是能够幸福和平静地生活。怎样才能获得幸福和平静的生活呢？如何才能让个体生命更健康，寿命更长些，孕育后代也更为顺利呢？那时候的人们认为唯有通过苦行才可以获得这些，苦行是一切福祉的来源，苦行可以达成一切愿望。事实上，这些思想仍然影响着今天的印度人。如今，即便在印度最为繁华的大都市——孟买和新德里，仍然可以看到有些年轻人突然决定“今天一天不说话”，或者决定“从某日到某日期间不吃晚饭”。这就是“语的苦行”和“食物的苦行”，即通过限制自己的语言和食物进行修炼。他们认为这可以带来福祉，满足愿望，无论是女孩子想要找到如意郎君，还是男孩子想要找到一个满意的工作，皆因苦行而达成。早期的瑜伽是和苦行理念深深联系的，练习瑜伽就是践行苦行。为什么苦行以瑜伽的形式体现且被认为是获得福祉和利益的工具呢？我想那还是因为瑜伽是探索内在和打开心灵之门的途径吧。当然，瑜伽还有很好的健身益智功能，这从瑜伽的体式中有许多模仿动物的形式可见一斑。

从哈拉帕文明到吠陀文明，再到《奥义书》盛行时期，瑜伽渐渐显示出上升的势头，经典中记录的有关瑜伽的内容也渐渐多了起来，瑜伽显示出跃跃欲试的独立的姿态。在几本古老的《奥义书》中都有对瑜伽的描述，其内容显示瑜伽已经脱离了吠陀时期和苦行混为一谈的情况，体现出完善独立的样貌。例如在古老的《弥勒奥义书》中，瑜伽就有“呼吸、制感、沉思、冥想、分辨和三摩地”六个分支了。当然，那时候瑜伽还难以成为一个独立的思想体系，也构不成完整的修行次第。

这样的情况一直持续到帕坦伽利的出现，他写了一本名字叫作《瑜伽经》的著作，这部著作确定了“瑜伽”的概念，明确定义了瑜伽。这本书首次系统完整地论述了瑜伽。因为此书，瑜伽作为一个哲学派别跻身于印度的主要思想流派之中。在有了此书以后的那段时期，人们称为古典主义瑜伽时期。其实，在此之前的印度大史诗中就有一段长约七百颂的哲理诗《薄伽梵歌》（bhagavadgītā），其中对瑜伽也有相当充分的阐释，只不过《薄伽梵歌》更为强调生活中的瑜伽，而《瑜伽经》则更为强调禅定的瑜伽。

在古典主义瑜伽时期之后，瑜伽的文献量慢慢多了起来，若论有独特的见解且影响深远的当数《哈他瑜伽之光》（haṭha pradīpikā）这部著作。它之所以重要，因为这部书是后古典主义瑜伽的代表作。这是一个新的瑜伽流派哈他瑜伽的练习手册，哈他瑜伽是古典主义瑜伽之后最大的瑜伽体系，它的完备性、包容性和偏重于身体的特点，使其成为瑜伽的主流，直到今天仍然风靡全球。

瑜伽重要经典举要

《薄伽梵歌》形成的时间不早于公元前 5 世纪，是印度历史诗歌《摩诃婆罗多》（mahābhārata）中很小的一部分，这是一部语言朴实、内容深刻的梵语哲理长诗，共 700 颂。这本书的内容并不限于瑜伽，它有着更为广泛的意义，是印度人思想的全面表达，在印度人心中的地位无有出其右者。

《瑜伽经》成书时间大约在公元前 2 世纪前后，是使瑜伽成为印度六派思想之一的扛鼎之作，因为此书的出现，瑜伽可以跻身印度思想之主流。这是第一本有关瑜伽的专著，其地位在瑜伽士心中有如西方人心目中的《圣经》。全书 196 句经文，采用梵语散文体，属于典型的经体文本，其简明扼要的程度需看相关注释书方可明了其意。由此开创了古典主义瑜伽的辉煌时代，把禅定瑜伽定位为王瑜伽之无上地位等种种成就，皆因此书。

《哈他瑜伽之光》成书时间在 13 世纪，相当于中国的宋元之际，是哈他瑜伽诸多著作中的代表，以梵文诗歌形式写成。哈他瑜伽融合了印度密教传统，尤为重视身体在练习中的重要性；以身体为圣殿、为庙宇、为成就之地的观念是其宗旨。哈他瑜伽有着强大的理疗功能，是精神抚慰和身体康复的良药；哈他瑜伽的体位法和呼吸法也是目前全球最为流行的瑜伽样式。

瑜伽经典的语言、文学体裁和文本构成

瑜伽经典使用的语言是梵语。从过去到现在，印度地区的语言非常丰富，但书写经典，人们大都会采用梵语这种优美严谨的语言。这不仅因为梵语是一段时期印度的官方语言，也是书写者的个人修养和学问使然。

瑜伽经典的文体大都采用偈颂体。诗歌偈颂体，读起来朗朗上口，增加了读者的阅读趣味。同时，诗歌也常常被认为是一切文学体裁中的最高表达，不但可以充分彰显作者的能力，也容易被主流价值所认可，同时这样的体裁对体现其作品内容的高贵性也有一定帮助。

《哈他瑜伽之光》的时代，文本内容已经转变成不厌其烦地详述技术细节了。因为当时刚好进入印度的读经时代，这不同于《瑜伽经》的时代——那时还是经体文学体裁时代，经文是用来记忆背诵的，所以经文越简洁、字数越少越好，而详细解释的工作则交给后期注释家以及具体讲授经典的老师来完成。

经典文本的构成包括注释书。这个传统和中国很像，即一个经典的完整构成并不单单是经典本身，还必须包括解释这本书的书——注释书，另外还包括给注释书作注释的书，前者叫作“义注”，后者名为“复注”，复注的意思就是注上加注。例如中国经典“四书”——《大学》《中庸》《论语》《孟子》，如果想读懂它们，你需要看它们的解释著作，如朱熹的《四书集注》，这个就是“四书”义注；给《四书集注》注释的书就可以称为复注。一般来说“义注”是重要的，它直接反映经书的内容，而“复注”则多有借用经书来表达自己立场之嫌。例如《瑜伽经》的义注《瑜伽论》（yogaśāstra）就是《瑜伽经》最为权威的注解，而其他有关《瑜伽经》的复注，大都是作者用自己的观点来解释《瑜伽经》。如识比丘（vijñāna bhikṣu）给《瑜伽经》作的复注，就是要把《瑜伽经》改造成为吠檀多哲学。

《薄伽梵歌》中的瑜伽

名称和出处

（1）《薄伽梵歌》（bhagavadgītā）的名称

“薄伽梵”是梵语 bhagavān 的音译，意思是“世尊”，就是世界中值得尊重者。看到“世尊”，人们会不自觉地想到“佛陀”，想到“释迦牟尼”，其实在印度有许许多多的“薄伽梵”，许许多多的“世尊”。就是说“薄伽梵”不是佛陀独有的称号，而是印度对圣者的普遍尊称。而这里的“薄伽梵”是特指阿周那（arjuna）的好朋友，也是他的老师“黑天”（克里希纳 kṛṣṇa），克里希纳作为一切知识的象征，同样获得了“世尊”的称呼。“歌”是 gītā 的意译，是诗歌的意思。

《薄伽梵歌》是一部哲理诗，一个对话录，是老师和学生的一个对话集，是好朋友之间在遇到人生困境时的讨论，只是讨论的内容过于深刻而回答者又无所不知，讨论已经超越了泛泛之论而成为教导了，其实质是一个困惑者对全知者的问道录。

《薄伽梵歌》的成书时间大约在公元前5世纪，应该是早于早期《奥义书》和六派哲学的。有意思的是，公元前5世纪前后，佛教也在印度诞生了，围绕着《薄伽梵歌》有没有受到佛教的影响，学者们引经据典、展开了激烈的论战，这里涉及成书的时间和到底谁受到谁的影响等问题。我个人倾向于——这本书不是一蹴而就的，而是不断形成的，先是有了原始的文稿，然后不断累加、完善，其思想的主旨也会有些许的改动以符合时代变化的要求，情况大致如此。

（2）《薄伽梵歌》的出处

《薄伽梵歌》来自印度大史诗《摩诃婆罗多》。印度的两部大史诗（也是两部诗歌集）《罗摩衍那》和《摩诃婆罗多》，对印度人的影响是深远的。我住在印度圣城瓦拉纳西的时候，每天都能看见有很多人拿着《罗摩衍那》这本大厚书在恒河边阅读、吟诵。他们热情地诵读，时而望向远方，他们目光坚定，脸上露出只有信仰者才有的光芒。《摩诃婆罗多》则被印度人认为是第五吠陀，可见其地位之高，受崇敬之程度。听说最早播放《摩诃婆罗多》电视剧时，人们要在观看之前举行仪式（pūjā）、在电视机上放上花环，敲锣打鼓之后，才集体观看。

《摩诃婆罗多》是一本涵盖了人世间一切的书，“正法、利益、爱欲、解脱，这里有、别处有，这里无、别处无”，意思就是说它涵盖人生全部的四部分内容：正法（dharma）、利益（artha）、爱欲（kāma）、解脱（mokṣa）。

据说这部大史诗是毗耶娑（vyāsa）写的，书中描写了古印度的战国纷争，特别是般度族和俱卢族的内部家庭纷争导致所有国家都参与的大战争场面。这个故事很丰富，有十万颂之多。此书已经被我国老一代的印度学者们，耗时十余年，由梵文译成中文，是 400 万言的大部头，主编就是我的老师黄宝生先生。老师和我们讲过许多翻译时发生的故事，其间经历颇为艰辛。

《薄伽梵歌》就是《摩诃婆罗多》10 万颂十八篇里很小的一部分，属于第六篇《毗湿摩篇》。这首一共 700 颂的哲理诗，描述了俱卢族和般度族两军对垒，进行 18 天惊心动魄大战中的第一天里，黑天（克里希纳）和阿周那的对话，这对话讨论了生命的普遍困惑，这困惑不是阿周那一个人的困惑而是整个人类的困惑。阿周那，其实代表了人类之全体。后来大家就把它单提出来，称为《薄伽梵歌》（bhagavadgītā）。

文学的《薄伽梵歌》

我们首先应该把《薄伽梵歌》(bhagavadgītā)看作是一部文学作品，把它当作文学作品来读，事实上它就是文学作品，这是恰当的，这是它的原本面貌。这首700颂的哲理诗在印度家喻户晓，就如同《心经》在中国家喻户晓一样。当然，今天它也是世界上最著名的文学经典之一。

人们对《薄伽梵歌》评价很高，如："《薄伽梵歌》是一切文学中唯一真正的哲理诗"，"也许是世界上宣示得最深刻和最崇高的东西"，"这是一本仅次于但丁《神曲》的最伟大的诗歌"，"永恒哲学中最全面清晰的总结，永恒哲学中最系统的表述"，等等。

我个人觉得《薄伽梵歌》之所以影响深远，除内容深刻、确实能解决人生的实际问题以外，还有一些很重要的因素，例如：用文学的形式表达深邃的思想——我以为用文学故事、神话的形式，表达深邃的思想是最为高超的表达；用词简洁朴素，都是梵语中最常用的词汇；文法清晰，格律素朴，朗朗上口，这样自然能够流行，传播给更多人。

哲学的《薄伽梵歌》

《薄伽梵歌》的哲学思想主要体现为原始的数论哲学。

之所以说是原始的数论哲学，因为它不同于后期出现的以迦毗罗（数论派创立者）为代表的数论派哲学，这是一个原始形态，不是成为派别之后的数论（成为派别之后的数论，是以《数论颂》和《数论经》等经典为代表的数论），早期的数论比较朴素。这里的“数论”在很多方面代表着智慧的意思。

《薄伽梵歌》提出梵（brahma）的思想以及“梵我如一”的概念。它承认了梵是至高的存在，所以《薄伽梵歌》中的解脱称为梵涅槃（brahma nirvāṇa），梵涅槃在《薄伽梵歌》里是人生的最高解脱。吠檀多哲学把《薄伽梵歌》（bhagavadgītā）、《梵经》（brahma sūtram）和《奥义书》（upaniṣad）并列为其三大经典，就是因为《薄伽梵歌》里充分表达了梵的概念。从某种角度上来说，《薄伽梵歌》和《奥义书》是一体的，甚至《薄伽梵歌》里的每一颂都可以在《奥义书》中找到其出处，它们之间的关系密切。

另外，《薄伽梵歌》里的黑天（克里希纳）在中古印度的虔信运动中，先被修饰改造，后又被越发阐扬歌颂了。这个从泰米尔纳杜邦起源的虔信浪潮，以文学和诗歌为先导，还加入了大量的文学故事和音乐赞颂黑天（克里希纳）。他们几乎把所有可以改造的材料：《吠陀》中的祭祀、

《奥义书》中的梵、数论中的原人和原质，还有各种《往世书》，都加以改造，一切都要为信仰服务，为克里希纳的信仰服务。信仰克里希纳，就等于信仰毗湿奴，因为克里希纳就是毗湿奴的化身。坦率地说，这些故事、诗歌和音乐，确实美妙。但一般的虔信其实就是蒙上眼睛的信仰，虽然很快乐，但也满是危险。唯有相信智慧，才是睁着眼睛的信仰；虽然艰难，但是至少你能看见路。

虽然如此，注释《薄伽梵歌》者并不局限于毗湿奴派的哲学家，其他学派的思想家也不会忽视这部经典。例如，吠檀多学派的商羯罗大师就注释过《薄伽梵歌》，而且他是第一个注释《薄伽梵歌》的人，是用吠檀多不二论的观点来注解的。

正是《薄伽梵歌》的超越性、包容性、丰富性和深刻性，吸引所有学派都来这里汲取营养。随着它的影响力越来越大，所有的学派也都在用注释、解释《薄伽梵歌》的形式，即把本学派的思想融入《薄伽梵歌》中去，以期扩大自己思想学派的影响力。

显而易见，今天的《薄伽梵歌》已经是印度最普遍和通俗的哲学读本了。西方大思想家，例如叔本华、尼采，也都把它作为案头书，时时品味这博大精深的思想。

尽管这是一本如此充满智慧和哲理的书，但它确实不是凭借智力就可以理解的书，而是要用心灵去感知它……

《薄伽梵歌》中的瑜伽

《瑜伽经》对瑜伽的定义是瑜伽的标准定义。同《瑜伽经》相比，《薄伽梵歌》中的瑜伽定义更为广泛，可以外延到：凡是一个人或事物和另一个人或事物在一起，产生任何关系，都可以称为瑜伽，瑜伽取“连接”的意思。比如其第一章的题目“阿周那忧伤瑜伽”（arjunaviṣādayoga），就是阿周那和忧伤的连接，就是忧伤与阿周那发生了关系、结合在一起，这就是瑜伽最广泛的含义。

《薄伽梵歌》阐扬了最著名的三种瑜伽，这三种瑜伽共有的特质是更为生活的瑜伽。我个人高度赞扬这种瑜伽，因为如果不能在生活中修行，那何处可以修行呢？这里的瑜伽和《瑜伽经》所倡导的瑜伽，最根本的区别是：《瑜伽经》倡导的是 dhyāna yoga，即禅定的瑜伽、三摩地的瑜伽；而《薄伽梵歌》的瑜伽则更强调认知上的瑜伽（智慧瑜伽）、行动上的瑜伽，以及做奉献者姿态的奉爱瑜伽，其中尤为强调行动瑜伽，这是《薄伽梵歌》的核心思想、根本要义。智慧瑜伽（jñānayoga）和奉爱瑜伽（bhaktiyoga）都是衬托行动瑜伽（karmayoga）的。行动瑜伽的原则就是放弃对行动结果的渴望，是对行动的结果没有任何想法，是对行动的结果要求的放弃。换句话说，不带有欲望的行动；而无欲望的行动者就是奉献者，不求回报且全然的给予者，这类似于母亲的品质。但此种行动、此种奉献，不止于自己的孩子而遍及其他，遍及一切领域。这观点是以人人都得行动为基础的，没有人不行动，不行动是不可能的。即便不说话，还要走路；不走路还要思考。我们不能不行动，可一旦行动就会有过失，只有放弃对行动果实的渴望，放弃对行动结果的执着，那行动的过失——因为放弃对结果的渴望而被避免。这样的行动能获得很多利益，因为没有对行动结果的执着，那么说谎、暴力也就没有必要了。不执着，意味着要求我们必须把有执着的东西放弃；也意味着带有任何执着的动作都不能做，谎话、暴力、不当的性行为都要被放弃。简而言之，《薄伽梵歌》想要说明的就是"行动瑜伽"。

《薄伽梵歌》描述的是一场真实的战争吗？

《薄伽梵歌》里描述的战争是一场真实的物质战争吗？还是一场人的精神的内部战争？这似乎没有定论。即使在印度首都新德里近郊已经发现名为“俱卢”的古战场遗迹，然而这好像一点儿都不重要。人们更在乎其更为有力的精神寓意和象征，一方是正法的代表，一方是非法的象征；一方高举神性的旗帜，一方则是阿修罗魔力的黑暗力量。无论物质的战争是否曾经真实发生过，意义都不大，失败者哭泣，胜利者亦然，因为这显然不是一部为普通家族纠纷和争吵而书写的作品。这样的作品，你钻研得越深，就可以获得更多，它可以滋养你的生命。

阅读《薄伽梵歌》的重要性

《薄伽梵歌》是人类生命的指南手册。

我们来到这个世界，实际上是毫无准备的，毫无选择地就到了这里，唯一可以确定的是我们一定会离开这里，而且是很快就会离开。所以把从出生到死亡的这一段时间，称作生命。印度人说，这是一期生命，意思是说我们的生命是一个环形的、循环的状态，这称作轮回（saṃsāra）。

我们来到这个世界，一无所知，所以人生首先都需要学习。因为各种情况，人们接受教育的程度千差万别，即便是受到了所谓较好的教育，这种教育也大都是技能教育，我称其为“吃饭”的教育，就是确保自己不挨饿或吃得更好的教育。很少有人受到过生命教育。这一生，人们大都随波逐流，受到自身生活环境和当时的主流文化的影响，活在对生活的恐惧中、对饥饿的恐惧中和活在别人的看法中；为了吃饱，为了所谓“别人的眼睛看你是怎样的”，你就在这世界里忙碌，不知不觉就走到了生命尽头。当离开这个世界的时候，你还对这世界、这生命一无所知。

像《薄伽梵歌》这样的经典，能够告诉我们——在这个世界上应该如何生活，所以《薄伽梵歌》是生命的指南手册。如果能依照这个教导来生活，那此生确定是幸福的。正因为它有这样的作用与功能，像西方人的《圣经》一样，在印度是人手一本的，每个人都学习。

确实，经典中满藏智慧，求知者获得智慧。

《瑜伽经》是本什么书

《瑜伽经》书名释义

《瑜伽经》（yoga sūtram），由 yoga 和 sūtram 两个单词构成。

瑜伽是梵文 yoga 的音译，是一个名词，单词的本意主要是连接和结合的意思；后来成为一套修炼系统的专有名词，它的衍生意就多起来了，不仅仅有事或物结合的意思，甚至还有分离的意思，表达瑜伽能把人从痛苦中分离开来的含义。“瑜伽”作为一种修行方法非常古老，可以上溯到吠陀时代，甚至更早。但是作为专有名词，最早出现在《奥义书》[1]（upaniṣad）中，在稍晚一些的大史诗《摩诃婆罗多》中已经被频繁使用了。但无论在《奥义书》还是在《摩诃婆罗多》中，“瑜伽”的概念和含义都是非常广泛的，没有一个统一的标准，都说是“瑜伽”，

1 《奥义书》是印度古代哲学的源头。

但表达的意思则不尽相同。直到《瑜伽经》的出现，“瑜伽”才被清晰明确地定义。“瑜伽是心的波动的止息”（yogaś citta vṛtti nirodhaḥ），这是瑜伽的标准定义，这是禅定瑜伽的经典名句，这是王瑜伽之所以是王瑜伽的核心表述。

“经”（sūtra）的本意是“线”的意思，就是把什么东西串起来的意思，后来发展出经典的含义。

所以，《瑜伽经》（yoga sūtram）就是瑜伽的经典。

《瑜伽经》成书时间和价值

关于《瑜伽经》的成书时间是有争论的，这是难以避免的，因为古代印度人对时间不敏感，这些经典的成书时间并没有明确记载。我倾向于《瑜伽经》的成书时间在公元前 2 世纪前后。

《瑜伽经》是第一本有关瑜伽的专著，是瑜伽哲学的扛鼎之作；正是因为这本书的出现，瑜伽作为一个哲学派别，可以跻身到印度思想派别之主流，位列印度六大派哲学之一。《瑜伽经》开创了古典主义瑜伽的辉煌时代，把禅定瑜伽确定为瑜伽之正统，确定为解脱之必经路途；确立了王瑜伽的地位，后来发展出来的所有瑜伽都是为此服务的。

《瑜伽经》的作者

在印度流行着这样一个故事：在古代印度，神圣的恒河边，每天清晨女瑜伽士苟达尼都双手合十向太阳神祈祷。她的脸总是充满光彩，明亮的眼睛满是虔诚。她祈祷自己能够得到一个孩子，她年龄已经不小了，但是始终没有自己的孩子。“真希望有一个自己的孩子呀！让我成为母亲吧！尊敬的太阳神，您这个给予万物以能量，给予人类以光明的神明！”这样，年复一年、日复一日，每天这位女瑜伽士都如此祈祷。伟大的太阳神终于被苟达尼的虔诚所感动，他决定给她一个恩典。

有一天，苟达尼像往常一样去恒河边祈祷太阳神赐福。祈祷结束，当合十的双手刚刚打开之际，一条小蛇从空中掉落到她的手心之中！神奇继续，这条小蛇突然变成了一个可爱的小男孩，苟达尼终于如愿，她有自己的孩子了。由于小男孩是合掌后落在她手里的，所以就给孩子起名叫作帕坦伽利（patañjali），意思就是合掌落下的。pat是“落下”的意思，而añjali则是合掌的意思。这个孩子长大后，梳理了之前的瑜伽内容，整理了瑜伽的典籍，建立了瑜伽体系，写了人类第一本有关瑜伽的专著——《瑜伽经》，把瑜伽的地位上升到印度最重要的六派哲学之一，因此他被称为最伟大的圣人。

事实上，他在来到人间之前是龙族，是名叫湿舍（śeṣa）的一条千头蛇王。湿舍也是一个梵文词汇，意思是剩余的，是指经过净化和提炼，去除杂质之后剩下的部分，剩下的那部分就是精华，湿舍取“精华”之意。这位大蛇王一直作为印度大神毗湿奴的仆人，将自己的身体作为躺卧具奉献给他的主人，成为主人的床具。在毗湿奴的恩典下，这位大蛇王下凡来到人间，以女瑜伽士苟达尼儿子的身份传授瑜伽的知识，造福人类。

这就是瑜伽圣人帕坦伽利的故事。这美妙的故事一直深深地打动着包括瑜伽练习者在内的所有人。人类与其他生命体不同，不去探索自己的内在心灵，不去认识自己是不可能的。

假使我们暂且抛开传说不论，那么应该还会有这样的问题，帕坦伽利是本书的作者还是编撰者？这个问题其实非常简单，没有人会说帕坦伽利发明了瑜伽或者开创了瑜伽，毫无疑问他是将在他之前的瑜伽信息资料进行了整理汇编，然后撰写了这部著作。

《瑜伽经》的文本构成

《瑜伽经》，共 194 句经文（也有 196 句经文的版本，这是不同地区发现的写本不同造成的）。全书由梵语写成，文体是散文体，每一句都以简明扼要的方式表达含义，全然是为了学习者背诵而书写的。要想完全了解文句的含义，即便在当时，也非要有老师解释不可；若是后世，则需要看《瑜伽经》的注释家写的注书，还需要经典研习者的指导，方可明了其意。

《瑜伽经》的主要注释有公元 5 世纪毗耶娑写的《瑜伽论》，这是瑜伽经的第一本注释书，也是最权威的。通常人们会把《瑜伽经》和《瑜伽论》合起来看作是一个整体，总之《瑜伽经》已经难以和《瑜伽论》划清界限了。我曾经去过印度的许多瑜伽静修中心，听那里的老师讲《瑜伽经》，没有一个人不是依照《瑜伽论》讲解的，只是没有直接说明罢了。

给《瑜伽经》作注释的叫作义注，而给义注作注释的则叫作复注，因为对于《瑜伽经》来说它是注而又注。最有名的复注有两个，9 世纪弥室罗（miśra）写的《真谛解析》（tattvavaiśāradī）和 15 世纪著名的吠檀多哲学家识比丘写的《瑜伽经复注》（yoga vārttika）。

这就是《瑜伽经》基本的文本构成，学习《瑜伽经》的人只需看义注，研究《瑜伽经》的人则需要阅读全部注释书。

《瑜伽经》的主要内容

194 句的《瑜伽经》分为四章。

第一章《三摩地》(samādhi)，共 51 句。主要确定了瑜伽的定义、三摩地的分类以及练习的原则等，对瑜伽的定义在瑜伽的历史上意义重大。其中，对心的波动的分类和障碍的划分也极具科学性。这是古人对生命探索的伟大丰碑。

第二章《练习》(sādhana)，共 55 句。开始讨论到具体的练习，提出了两大练习方法——克里亚瑜伽和八支瑜伽。本章使得《瑜伽经》完成了系统建设，构成了练习体系，并说明了体系构建的内在原因。

第三章《成就》(vibhūti)，共 54 句。本章有几个重点：首先，帕坦伽利有意把八支瑜伽练习法的后三支放在了这里；其次，他详述了瑜伽修炼中解脱过程的心理体验和背后原理，这都是非常宝贵和稀有的文句，因为这是真实实践体验和伟大理论结合的文句，这是高级练习者的福音。高级练习者看到这样的文句，就可以确定地向前了。当然，本章最大的篇幅是在描述瑜伽练习后的成就，这是依照第二章的方法练习之后获得的利益，这就是世人最着迷的、修行中最想要的神通成就，是瑜伽两大成就之一的现世成就的部分（另一个是根本成就“解脱”)。

第四章《独存》(kaivalya),共34句。本章是前三章的补充和说明,还包含对其他教派的评论。大多数《瑜伽经》研究者都认为这一章不是原作,而是后人加上去的。虽然如此,今天读它也已是顺理成章了。

对于《瑜伽经》这样的书,如果你不能深入研读经文和瑜伽实践两者中去,那么你永远也读不懂它。

《哈他瑜伽之光》是本什么书

瑜伽和哈他瑜伽

在瑜伽的历史中，除了帕坦伽利开创的古典主义瑜伽外，最有影响力的就是哈他瑜伽了。

（1）“哈他（haṭha）”一词解析

“哈”代表太阳、右脉、阴阳中的阳；“他”代表月亮、左脉、阴阳中的阴。另外，“哈他”也有强有力的含义，“是强有力的、转变的力量”，类似可以把水、风、太阳的能量转变成电能的力量，是那种让水变成水蒸气或是冰块的转换力量。

下面摘录一些历史上评价哈他瑜伽的经典名句。

“哈他瑜伽的作用就像乌龟壳保护乌龟的作用一样在保护我们，人们说哈他瑜伽是一切受苦难折磨者的庇护之地（这里的苦难涵盖精神和物质身体两方面的不幸）。”

“哈他瑜伽是控制生命能量的一种瑜伽。”

“哈他瑜伽是通过呼吸来控制生命能量的一种瑜伽。”

（2）哈他瑜伽的来源

哈他瑜伽的主体是受到印度密教的影响。印度密教对印度思想文化的影响十分巨大，可以说它的影响无处不在，印度的哲学和思想没有一派和它无关，没有一派不受到它的潜在影响。在此，我们讨论的密教是广义的密教，它包含了湿婆派、炼金术、佛教密教等。印度密教对人类身体有很独特的认识，这种认识即“中脉”理论、“昆达里尼（kuṇḍalinī）”说，这是哈他瑜伽修行方法的基础，哈他瑜伽是据此展开实际修炼的，可以说密教的身体观是哈他瑜伽练习的基石。

（3）哈他瑜伽的特点

大多数人认为哈他瑜伽是针对身体的瑜伽，它更强调呼吸法的训练，因为呼吸可以影响人们的精神、人们的意识，所以一个人的呼吸模式极为重要。哈他瑜伽就是重建人们呼吸模式的科学。

哈他瑜伽强调阴和阳的平衡，在阴和阳的对立中寻求稳定。哈他瑜伽力图把粗糙的身体变成精细的身体，摆脱沉重的物质负担，让身体充满神性。为了达到这个目标，首先要让身体没有病痛，然后轻盈有力，直到具有超自然的力量。

哈他瑜伽的体式部分早已风靡全球，现代大多数人说的“瑜伽”就是指的“哈他瑜伽”。虽然有时人们也会说到帕坦伽利的瑜伽，例如“八支瑜伽”、“王瑜伽”等，但其实很少有人知道其真正的含义。无论如何，我们说帕坦伽利瑜伽的走势是没落的。虽然在《瑜伽经》中，十分强调瑜伽的精神高度，并对瑜伽的方方面面进行了极为科学的分类，对一个修行系统应该有的内容都给出了清晰的阐释。但人们似乎更想要在书中看到具体的、非常具体的练习方法，毕竟精神比肉体细微得多。

（4）哈他瑜伽的历史

哈他瑜伽的历史非常古老，甚至可以追溯到哈拉帕文明之前。但成为一个独立的瑜伽流派，则要到 10 世纪左右了。护牛尊者（gorakṣa）被认为是哈他瑜伽的第一个瑜伽士，之所以这样说，并非因为哈他瑜伽是他创立的，只是因为在此之前没有任何一本有关于哈他瑜伽的专著。在《护牛尊者百句》(gorakṣa śatakam) 中，全面介绍了哈他瑜伽的基本原理和重要概念，另外护牛尊者还建立了一个瑜伽行者的团体“那他派”。我们将要介绍的斯瓦特玛拉玛（Swātmārāma），这位伟大的瑜伽士就归属于这个学派，他写的《哈他瑜伽之光》（haṭha pradīpikā）是最具影响力的一部哈他经典著作。

哈他瑜伽著作及与帕坦伽利瑜伽的比较

（1）哈他瑜伽的著作

哈他瑜伽的重要著作，除了护牛尊者写的《护牛尊者百句》（gorakṣa śatakam）以外，还有两本重要著作：《格兰达本集》（gheraṇḍa saṃhitā）和《哈他瑜伽之光》（haṭha pradīpikā）。

这里重点介绍一下《哈他瑜伽之光》。

《哈他瑜伽之光》成书年代大约是公元13世纪，作者是斯瓦特玛拉玛，这位伟大的瑜伽士归属“那他”（natha）学派。除此之外，我们对他一无所知。

作者对讲故事和各种净化仪式似乎毫无兴趣，而是热忱地讲述非常具体的练习技巧，这也是它区别于《瑜伽经》等著作的一个明显特点。哈他瑜伽是一种把身体视作修炼道场的瑜伽，所有的练习都紧紧围绕着色身（物质身体）来完成。若想学习哈他瑜伽，第一件事就要了解哈他瑜伽的身体观，其中最核心的就是“中脉”的概念。哈他瑜伽认为，只有让生命能量进入中脉并上行，在能量上行中打通许多被人们称作“脉轮”的关卡，在能量到达并突破顶轮的时候，就称进入“三摩地”或者说“解脱”的状态。

但是想让生命气进入中脉并不容易。若想进入中脉，我们需要做一些更为基础的工作，首先要净化左脉和右脉，去除这些脉里面的杂质。中脉净化法是必须要学的，因为这个练习是净化左右脉最主要的手段。然后，由于心意和呼吸是相辅相成的，心意稳定、呼吸稳定，呼吸稳定、心意稳定，心意消失、气息消失，气息消失、心意消失，所以要通过“契合法”和“呼吸法”的结合练习唤醒“昆达里尼”，从而打开中脉入口，此前昆达里尼挡住了中脉的入口。这一工作有三个层面的作用，第一消除疾病，第二延长寿命，第三获得神通。

还需要明确一个事实，哈他瑜伽是通过身体获得救赎的，而不是为了身体而练习瑜伽的，前者是工具，后者才是目标，迥然不同。

哈他瑜伽的练习分四个部分：体位、呼吸、契合、谛听秘音。必须盈科而进，次第而行。体位法、呼吸法、契合法和三摩地——这是四章的名目。

第一章为体位法。体位法是基础，是建立稳定呼吸的前提。饮食和生活原则也在此章被提及，这是说体式、饮食和生活方式是成就哈他瑜伽练习的三要素。

第二章为呼吸法。呼吸是活着或死亡的标志，呼吸不稳则心意不稳，呼吸稳定则心意稳定；呼吸可以导致疾病，也可以祛除疾病。这完全取决于呼吸的正确与否，因此呼吸必须得到训练。本章描述了六大净化法和八大住气法，以及至关重要的中脉清理法。当然并不是全部这些都要练习。

第三章为契合法。它的目的就是唤醒沉睡的昆达里尼（生命能量），这里所教导的十种契合法作用略有不同，但都是为此服务的。这一部分是非常有力的，需要具有资格的老师教授。

第四章为三摩地。本章的三摩地和帕坦伽利《瑜伽经》中所说的三摩地有所不同，这里是以能量进入中脉并上升为其要义。本章介绍了三摩地的概念，教导了谛听秘音和湿婆身印[1]（śiva mudrā）等高级技巧。

在此必须说明，本书的练习——特别是呼吸法和契合法，需要有训练有素的老师的指导，否则会伤害身体。

（2）哈他瑜伽和帕坦伽利瑜伽的比较

《哈他瑜伽之光》把瑜伽分为四支，由此瑜伽的分支法发生了很大的变化，从传统的帕坦伽利的八支变成了四支，

---

1 湿婆身印（śiva mudrā），哈他瑜伽的一种高级练习。

只有体式（āsana）、呼吸法（kumbhaka 或 prāṇāyāma）、契合法（mudrā）、那达（nāda）。

下面就哈他瑜伽和帕坦伽利瑜伽的异同作一简单的比较：

①以哈他瑜伽为代表的后古典主义瑜伽和古典主义瑜伽在支法上不同。前者去除了帕坦伽利瑜伽中的道德建设部分。请注意，道德建设部分常常是帕坦伽利瑜伽的标志。一个瑜伽的流派或者一个瑜伽的传承，受没受到帕坦伽利的影响，主要看它有没有制戒（yama）、内制（niyama）这两条。如果制戒和内制没有了，我们就说它受到帕坦伽利的影响是少的。同时要清楚，虽说哈他瑜伽没有把制戒、内制单独列支，但并不是说它不重视制戒、内制。不重视道德建设的看法，对哈他瑜伽士来说是不公平的。一个勤奋的或者是一个真诚的哈他瑜伽习练者，如果完全依照哈他瑜伽的生活方式生活，他不可能是一个道德败坏的人。

②两者的体式、呼吸控制法也有区别。在帕坦伽利瑜伽中，对体式（āsana）并没有给出任何具体的形式，他只用了三句经文对体式做了一个总结性的说明，“舒适和稳定是体式”，以及解释了怎么才能达到舒适和稳定，就是放弃二元对立。这些就是《瑜伽经》中体式的全部内容了。

在呼吸法上，帕坦伽利虽然界定了什么是呼吸法，但并没有强调呼吸法的应用，没有给出具体的操作方法。所以在这个角度上，哈他瑜伽细化了帕坦伽利瑜伽的体式法和呼吸法。

那个时代，帕坦伽利作为一个传统婆罗门的瑜伽传承，《瑜伽经》只是其总结性文本，并不讨论具体的技术细节。具体的细节是以老师（guru）教学生的方式——学生围坐在师父身边，然后听师父把这些方法详细地告诉学生。但哈他瑜伽不一样，哈他瑜伽特别是《哈他瑜伽之光》，非常热衷于把具体的技术细节以文本的方式传出去，这不是婆罗门传统，这是印度其他种姓的传播方式。其实，护牛尊者本人就是刹帝利种姓，虽不能说明他反对婆罗门传统，但至少他不是完全按照婆罗门传统的。在此可以说，哈他瑜伽是一个革命派，把帕坦伽利的制戒、内制去掉，表达了自己的独立性，不遵守婆罗门的那些规则本身就是一种抗议。

③不再强调净化法的其他部分。在帕坦伽利瑜伽传统中，净化是由两种净化来完成的。第一种净化是外在的净化，如火祭，这是通过外部力量来净化自己。第二种是用唱诵曼陀罗（mantra），用很多的强而有力的曼陀罗来净

化。祭祀火供、曼陀罗唱诵，都是依靠神来净化的。哈他瑜伽减掉了这些，特别是在《哈他瑜伽之光》中，只是强调自我净化、内部的净化。所以哈他瑜伽有两种传统，一种是婆罗门的哈他瑜伽传承，有曼陀罗唱诵和手印。另外一种是《哈他瑜伽之光》这种传承，没有火供、曼陀罗以及手印净化，这是与神分道扬镳的瑜伽，他们以自己的身体为神圣的殿堂，去清洁净化这殿堂。这是强调信仰身体比信仰外在的神更重要的瑜伽。种种迹象表明，哈他瑜伽存有一种逆反心理，这是印度密教一直受到正统文化排挤的反弹。所以也可以说，哈他瑜伽是一种逐渐的、去吠陀化影响的瑜伽。

由此可见，哈他瑜伽作为后古典主义时代瑜伽的代表与古典主义时代的瑜伽——帕坦伽利瑜伽相比，无论是从传承的角度、重视身体的角度，还是从具体的修行方法上，都有着明显的差别。

瑜伽与梵语的关系

梵语

（1）语言学的梵语

梵语（saṃskṛta），是古代印度的一种主要语言，又称雅语。它非常古老，人们发现它是整个印欧语系中最古老的语言，被称为印欧语言的祖母。古老的拉丁语和希腊语也都和梵语有关系；在亚洲，也有许多民族的语言受到梵语影响，如藏语就是由梵语发展而来的，藏语又影响了蒙古语，这样蒙古语和梵语也有着间接的关系。目前，泰国的官方用语之一就是梵语，虽然已经失去了实用功能，但仍有着浓厚的象征意义。

（2）梵语的发音和语法

梵语的发音非常美妙，虽不能确定地说梵语发音是世界上最美妙动听的，但我想它至少是之一，这和它的字母系统有很大关系。梵语有 14 个元音和 33 个辅音。元音又称母音，是在发音过程中由气流通过口腔而不受阻碍发出的音，通俗地说就是语言里起着发声作用的音。梵语的元音字母要比一般的语言多得多（如英语有 5 个元音），势必带来发音的丰富性。辅音是体现发音位置和发音方式的，梵语的辅音分为喉、腭、顶、齿、唇五类，它最大可能地利用了人类的口腔结构，把喉、腭、顶、齿、唇都充分利用起来，并结合清、浊、送气、不送气和极具特色的鼻音和咝音，将梵语发音的丰富性推到了高潮。

人们不仅仅赞颂梵语声音的美妙，更说它充满能量、极具力量，甚至有不可思议的疗愈功能。

练习瑜伽的人一般会想，学梵语是为了学它的发音，为了唱诵。事实上，想真正了解梵语还需要学习它的语法，仅仅知道发音是不够的。梵语的语法被称为是世界上最难学的。梵语语法严谨精致，它好似一台十分精密的仪器，每一个细节都必须严丝合缝。梵语语法除了有名词变格和动词变位以外，还有连音规则，如果不精通它，梵语句子会变得难以辨识，好似进入大雾弥漫的深山一般。

在印度，学习梵语需要在老师家住上十二年。尽管如此，梵语仍然是非常值得学习的，它不仅声音优美，有疗愈功能，更重要的是梵语文献里蕴藏着一个辉煌璀璨的世界，那里有故事、神话、哲学等等，那些都是世界上最高级最精致的知识，是人类的宝藏。

如今，梵语已经不再是印度人日常使用的语言了，虽然现在印度半岛使用的很多语言里都含有大量的梵语词汇，但其含义早已失去了它原有的丰富性和深刻性，已经不能用现代的单词意义去理解梵语的原意了。在印度，懂得梵语的人真是越来越少了，所幸在宗教庆典活动和仪式中，还会经常使用梵语。

虽然如此，印度会梵语的人数还是相当可观的。印度是一个极为尊重知识和注重传统的国家，至今仍有几十所梵语大学和学院以及吠陀学校在培养梵语人才；还有一些有识之士，正在为复兴梵语口语而忙碌，不希望梵语仅仅作为学术语言而存在，他们依然用梵语听说读写，在日常生活中使用梵语是他们的使命。

中国和梵语渊源深厚。从东汉到宋代，由于佛教的传入，佛经翻译工作的进行，译经场规模的扩大，一批批来自印度西域等地的经师先后来到中国，其佼佼者如生于龟兹的鸠摩罗什大师。同时中国本土僧人的梵语水平也非常可观，玄奘大师更是其中最优秀者，他去天竺取经，回来后建立译经场，以一己之力翻译了《大藏经》三分之一的内容，他是中国的骄傲，成为了在印度最为著名的两位中国人之一（另一位是老子)。近代，以季羡林和金克木先生在北京大学开设梵语专业为开端，新一批梵语学者续写篇章，开始从各个角度研究梵语。如今中国有许多大学也开设了梵语专业，还有很多青年才干前往日本、德国和美国学习梵语，其力量不可小视。随着瑜伽在中国的盛行，梵语的施展空间则更加广阔。可以想象，在不久的将来，会梵语的中国人将会史无前例的多起来。

梵语与瑜伽的关系

首先，瑜伽哲学的文献大都由梵语写成，若想深入研究瑜伽，掌握梵语是其必要前提。

其次，传统的瑜伽课课前都应有梵文唱诵。课前唱诵主要有四个功能：

(1)表达尊敬。譬如在练习艾扬格瑜伽之前，学生大都要跟随老师唱诵“帕坦伽利诵”，这是为了赞颂给予我们瑜伽知识的先哲。

(2)明确传承。说明知识的来源、传承的老师，因为没有传承的知识都有不确定的过患，那里充满危险，毕竟没有人愿意去做新方法的试验品。

(3)净化场地。通过梵语语音的力量净化练习场所，这是十分重要的。

（4）庄严课堂。提醒老师和学生，瑜伽练习是严肃认真的事情。

再次，梵语曼陀罗唱诵是瑜伽练习法的一部分。例如在练习瑜伽体式中加入的曼陀罗唱诵，体式和曼陀罗结合的方式是典型的婆罗门哈他瑜伽传统，这个传统把梵语曼陀罗唱诵和体式视为一体，只有这样才是一个完整的练习。同理，在练习呼吸法时，也需要曼陀罗的参与。而在冥想练习中，曼陀罗成为了冥想练习的目标。这是以声音为对象的冥想练习，通过这个方法就可以进入很深的禅定。

最后，反复念诵梵语曼陀罗，被认为是非常强有力的自我净化方法，净化身体和潜意识。持续不断地用这种声音能量振动，也是一种瑜伽练习。

瑜伽神话中的大神都有哪些

瑜伽发源于印度，印度又号称“神的国度”，瑜伽和印度的神不可能毫无关系，事实上瑜伽和印度神的关系非常密切。

印度的神明世界

印度是一个神明的世界，那里的神比人还多，山有山神，树有树神，河有河神……动物们也都有自己的神明，猴有猴神，象有象神，就算是不怎么惹人喜爱的老鼠也有神明，更不用说印度人深爱的眼镜蛇了。月亮是神明，太阳也是神明，冥王星、海王星等都是神明。总之，一切都是神明，一切都充满神性。

这样的泛神论直接造成了印度文化重要的生命理念——非暴力原则。正是因为所有的生命都是神明，人们不能去杀害和冒犯神明，所以印度人对杀生是非常慎重的，印度的食素人数也是世界第一，杀生、吃荤、饮酒、吸烟都被看作是低贱的行为。虽然今日的印度，吃荤和喝酒的人数也确实逐渐多了起来。

印度的人神关系

在印度的人神关系中，并不意味着神主导支配着一切，人全无作用，只能唯命是从、毫无作为。其实，在此关系中，人和神更趋向于一种公平交换、各自遵守双方承诺的契约关系。人们通过祭祀，向神明奉上祭品，表达自己的愿望和诉求；神接受并享用了祭品，就应该施展法力满足人们的祈请，给愿望以满足。双方都恪守职责，履行义务，秩序井然。若人享受天神的恩典，但并不感恩也不进行祭祀，天神享用祭品却不满足人们的愿望，则这种关系被打破，人得不到风调雨顺，而天神也没有食物可享用，双方都没有获利。

瑜伽——神给予人间的礼物

瑜伽来自神的给予，是神把宝贵的瑜伽知识给予了人类，给予这个知识的神是众神之神——湿婆（śiva）。

关于湿婆传授瑜伽知识的故事有两个版本。一个是湿婆的本意是将这无人知道的宝贵知识只传给妻子帕尔瓦蒂，因而他们来到喜马拉雅山深处一个极为隐秘的山洞，在确保整个世界都没有人可以听到的情况下，湿婆向帕尔瓦蒂教授瑜伽知识。但不知是天意还是巧合，刚好在那极为深邃秘密的山洞水潭深处住着一条鱼，这条鱼听到了这些宝贵的知识，并将它们传授流布到整个世界。另一个更大气些，第一个瑜伽士、一切瑜伽知识的源头——湿婆大神，把这些宝贵的知识传授给经他严加考核过的七位圣者，然后七位圣者又把这些知识传向了世界。无论哪一个版本都告诉我们：第一个瑜伽知识的传授者是被称为“大天”的湿婆。

瑜伽的另一个传授者是大神毗湿奴（viṣṇu），他以各种化身的形式传授瑜伽知识。据说毗湿奴有十个化身，每一个化身都是为了人类的利益和世界的有序运转而来到这个世界的。其中，传授瑜伽知识的化身叫作黑天，在印度的大史诗《摩诃婆罗多》中有一部分就是黑天与阿周那的对话，这段对话被单独提出来——就是著名的《薄伽梵歌》，这是黑天对自己的学生、好友的教导，其内容宏大、哲理深厚。人们最为赞扬的是诗中对行动的精辟分析，给出了以“行动瑜伽”为核心的三种瑜伽教导。这样，黑天成为了瑜伽知识的给予者。

就瑜伽的传授者而言，我们必须还要说说《瑜伽经》的作者帕坦伽利。他本是龙族的蛇王，是大神毗湿奴的奉献者，他来到人间化身为瑜伽士之子，梳理瑜伽知识，编辑成书，开创瑜伽学派。这位千头白色半身为人形的大蛇王，为瑜伽士千百年来所敬仰。

除此之外，印度还有些神明看似和瑜伽关系不大，但在瑜伽文献中又常常出现，第一个就是象鼻神葛内沙（gaṇeśa）。他是一个在印度家喻户晓、最受欢迎的神，胖胖的人身和大象的头组成了一个无比可爱的形象。年纪不大的他是湿婆和雪山女神的宝贝儿子，他负责文艺和书写工作。有一次，圣者毗耶娑才思泉涌，奋笔疾书的时候，笔突然坏了，为了让圣者的灵感不断掉，他情急之下竟然掰下了自己的一颗牙齿做圣者的笔。如此尊重和热爱知识的大神，必然会被瑜伽士所尊敬。

体式与神话

瑜伽体式中很多都来源于印度大神的故事，并以神的名字来命名。譬如拜日式是对太阳神苏利耶（sūrya）的礼敬；幻椅式，是记录英勇的风神之子神猴哈努曼和十首魔王罗摩纳大战的风采；而“战士式”则更为著名，记录了湿婆的愤怒化身去摧毁岳父达刹的祭坛，为其妻萨蒂复仇的故事，等等。

瑜伽有哪些重要的流派

总说

首先要问一个问题，有很多种瑜伽，还是只有一种瑜伽呢？回答是肯定的，没有很多种瑜伽，瑜伽只有一种。所谓的不同的瑜伽流派，那只是瑜伽的某一个面相、某一种倾向、对某一方面的侧重而已。因为瑜伽内涵非常丰富，在其中提取一点就足以支撑起一个所谓的流派了。就像无论你是在美国、澳洲还是在中国、日本，看到的海水都是太平洋的一部分。正如印度近代的一位瑜伽大师所说，“瑜伽是人的完整信息”，这就是说包括了身体和心灵两个方面在内的人的整体信息。清楚了这一点后，让我们再来看看瑜伽的流派。

瑜伽流派的分类

瑜伽的流派如何划分呢？可以依据不同的标准进行分类。这里，先按照历史的进展来划分派别。

（1）古代瑜伽流派

所谓历史的进展就是按照瑜伽经典的成书年代来划分。当然，印度不是很重视客观的历史时间，这里我们遵循一般观点来排列经典的时间顺序。

依照经典形成的时间顺序，把瑜伽的流派划分为《薄伽梵歌》中的瑜伽、帕坦伽利瑜伽和哈他瑜伽。

①《薄伽梵歌》中的瑜伽

《薄伽梵歌》的形成时期要早于《瑜伽经》。在《薄伽梵歌》中形成的瑜伽是业瑜伽也称为行动瑜伽。什么是行动瑜伽，行动瑜伽的真谛又是什么？

首先，人是不可能不行动的，哪怕一刹那不行动都是不可能的，既然必须要行动，那么行动方式就极为重要了。哪一种行动是完美的行动？哪一种行动不会带来过失，不会带来不好的结果，不会招致不幸，而带来的是全然的幸福和快乐呢？

为了避免在行动中人的身体、语言和思想的瑕疵，黑天给出了“在行动中不追求行动结果”的教导，放弃对行动目的的渴望，全然投入到行动本身，毫无执着，无所企求。这样的行动引向至福，带来今生和来世的福祉。

《薄伽梵歌》中共讨论了三种瑜伽，除了行动瑜伽还有强调智慧的数论瑜伽和倡导服务的奉爱瑜伽。后面这两种瑜伽都是用来修饰、强调、说明行动瑜伽的，是行动瑜伽的辅助，这是智者所了知的。《薄伽梵歌》只强调一种瑜伽，即行动瑜伽。

严格说来，这里的瑜伽不是流派，它只是一种行动方式而已。

②帕坦伽利瑜伽

帕坦伽利瑜伽，这个名称我非常认同，它很准确。有人称帕坦伽利瑜伽就是“八支瑜伽”，因为帕坦伽利把瑜伽分为了八支，所谓的八支就是达到目标的八个步骤、八个循序渐进的台阶，一个是另一个的前提，一个是另一个的基石。可以说，帕坦伽利瑜伽是八分支的瑜伽，但不能说帕坦伽利瑜伽等于八支瑜伽，因为帕坦伽利瑜伽不仅提供了八支瑜伽的练习路径，还提供了克利亚瑜伽的路径以及其他的练习路径。帕坦伽利瑜伽包括八支瑜伽，但不限于八支瑜伽，这必须明确。

也有人称帕坦伽利瑜伽是王瑜伽。如果“王瑜伽”的含义是冥想禅定的瑜伽的话，那么确实如此，帕坦伽利瑜伽就是通向三摩地的道路，修炼并达到高级的禅定是其根本要义。其实，禅定永远都是瑜伽的最高处，是唯一的目的，这是瑜伽的真意。其他的都不过是没话找话的解释，以及听起来更顺耳的说辞而已。

③哈他瑜伽

哈他瑜伽，作为一个从13世纪流行至今的瑜伽流派，世界似乎对它充满误解，体式只是哈他瑜伽中的一个部分，现今的人们却误认为这是它的全部。更为重要的是，哈他瑜伽的目的也被我们完全曲解。哈他瑜伽的目的是转化生命，而不仅仅是让身体健康，当然更不是塑形了。哈他瑜伽拥有四支，体式只是第一支，如果继续向前练习，利益就会被充分显示出来。但如今的哈他瑜伽练习者大都始终停留在第一步。就像一个面包师，只知道制作面包的第一步，就停在这里，然而若是如此，你永远也吃不上面包，不是吗？更为重要的是如果你不继续第二步，又怎么能知道第一步是否是正确的呢？

（2）近代瑜伽流派

近代出现的瑜伽流派大都和瑜伽向西方传播有直接的关系。19世纪以来，随着辨喜等了解西方的印度知识分子把瑜伽和印度思想逐渐介绍到那里，西方人开始对这个古老的东方身心修行术产生出浓厚的兴趣。

然而一开始就让初来乍到的西方人学习太过高深的瑜伽

知识，确实不现实。所以，早期印度的瑜伽大师们在教授西方人的时候都有一定程度的妥协和变通。我听过一些印度瑜伽大师在美国的早期演讲录音，那种妥协比比皆是。这当然是可以理解的，也是十分必要的，它其实是一种智慧的表现。

再之后，这些印度大师的早期西方弟子也参与到系统化课程的设计中来。他们把西方人擅长的科学主义、系统教学和商业元素等都加进来，这就更有利于瑜伽在西方的传播。虽然一定会流失很多传统，但改革和创新也着实值得肯定。改革总是积极的，事物也总是有其负面性，不是吗？

总的来说，现代瑜伽流派虽然都源于印度的古老瑜伽传统，但若说自己是完全古代的瑜伽传统就有些夸张了。现代瑜伽中所谓的“古典”最多也只能算是“新古典”，若说是绝对的古典着实有些附会。现代瑜伽流派的历史其实都还很短，它们甚至还没有到达定型期，还在发展中。

下面列举一些比较流行的瑜伽流派。那些类似于表演、杂技和过于体育化的则不在讨论范围之列，那些和中国文化相结合的各种“中国风”瑜伽，虽然也有建设性的意义，但也不在讨论的范畴。近代最为流行的瑜伽派别有：克利亚瑜伽、艾扬格瑜伽、阿斯汤加瑜伽、悉瓦南达瑜伽、喜马拉雅瑜伽、昆达里尼瑜伽，还有流瑜伽、阴瑜伽等。

另外需要说明的是，当下流行的克利亚瑜伽、阿斯汤加瑜伽，它们不能和《瑜伽经》中的克利亚瑜伽和阿斯汤加瑜伽作等同观。这些流派的大师只是借用了《瑜伽经》中的名词作为本派的名称而已。

请记住所有的瑜伽流派都有排他性，这是必然的也是合理的。因为只有这样，才能确定自己能区别于他人。作为一个瑜伽学习者，你确实可以钟情于某一个派别，这是你的因缘和你的性情所致。但你也可以去尝试不同的流派，以便发现更适合自己的，或去那里学习对你有益处的东西。钟情和忠诚是一种很高级的美德，但拿来主义确实也无可指摘。因为对于大多数人来说，瑜伽就是解决当下问题的工具，拿你喜欢的、有用的、顺手的，就可以了。

瑜伽只有一种，所有的流派只是反映了瑜伽的不同面相。它们或者是基于构成成分而划分的，如体式法、呼吸法、冥想法等等，这些都是瑜伽有限的一部分。另外一些则强调瑜伽的理疗或者说是治疗的作用，确实瑜伽对某些疾病的治疗是有明显作用的，对于疾病的预防作用那就更为卓越了。然而，瑜伽更应该是整体的、完整的，更应该是一种瑜伽的思想价值观念指引下的生活方式，这是并不完美的世界中可以有效净化身心的完美生活方式。

近代瑜伽伟大人物知多少

首先，我们需要弄清楚“大师”的标准是什么，我理解的瑜伽大师，必须是一个道德高尚，过着有纪律的生活，无私地爱别人的人。另外，大师一定要在瑜伽修行主张上有建树，甚至开宗立派或者是在瑜伽的传播上贡献巨大。总之，只有影响了万千人的生活，提升了他们的身心健康，消除了他们的痛苦和帮助了无助的人，才可以称为瑜伽大师。

室利·阿罗频多

室利·阿罗频多（Śri Aurobindo），1872 年出生在印度加尔各答，1950 年去世，婆罗门种姓。他与圣雄甘地、诗圣泰戈尔并称为印度三圣，是印度近代最伟大的吠檀多思想家之一。他倡导精神净化论，强调精神必须净化和升华，并强调达到净化目标的手段是整体的瑜伽方法。他的吠檀多哲学思想和整体瑜伽精神，对整个世界都有着积极的建设性。

大师早年留学英国，后弃学回国投身印度的民族独立事业。从 1910 年以后直到去世，他隐居 40 年，著书立说。在 1926 年，阿罗频多建立了他的净修林。这是近代印度最有影响力的净修林，每天都会有来自世界各地的人去此净修林学习和服务。

拉玛那·马哈希尊者

拉玛那·马哈希（Ramaṇa Maharṣi）尊者出生于 1879 年，去世于 1950 年。他出生在印度婆罗门家庭，青少年时期自知已经开悟，独自进入阿鲁那佳拉圣山隐居。他是一位世界公认的大觉悟者，教法非常类似于中国的禅宗，强调对空性的认识，倡导参悟“我是谁”这个话头，强调直接的体验，这是一种极为高级的智慧瑜伽。追问“我是谁”和保持长时间的静默是其主要的教导方法。他在世界上的修行者群体中有很大的影响力。

他的静修林在印度泰米尔纳杜邦的阿鲁那佳拉圣山之中。

克利亚瑜伽流派的大师们

这里有一组伟大的人物，他们都属于克利亚瑜伽的传承者。这里的克利亚瑜伽是一个流派的名字，名称来源于《瑜伽经》中的“克利亚”一词。

第一位是巴巴吉（Bābāji）。老师在印地语里被称呼为“巴巴”，“吉”表示尊敬。在这里特指那位在喜马拉雅山中不死的年轻人、伟大的克利亚瑜伽士巴巴吉。他有一个重要的弟子名字叫作拿西里·玛哈塞，这位瑜伽士有很多神奇的故事，这些扑朔迷离的故事都被本派的后继者帕拉宏撒·尤迦南达（Paramahaṃsa Yogānanda）大师记录在《一个瑜伽行者的自传》中。后者在美国弘扬克利亚瑜伽，对扩大克里亚瑜伽在世界的影响力贡献巨大。

辨喜（Vivekānanda）和他的老师

如今世界上有很多罗摩克里希纳（Rāma Kṛṣṇa）修道院，这是辨喜大师以他的老师之名建立的修道院。我曾经去过其中几所，每次到那里，感觉都是一样的，早上门口会有排着长队的穷人，等着修道院发放食物。这一救济穷人的伟大传统在印度的许多瑜伽中心都有。修道院的晚上，最醒目的就是图书馆彻夜不灭的灯光，那是中心为印度青年学子们学习读书而提供的免费空间。即便是子夜时分，也会有很多印度青年在这里埋头苦读。不仅如此，修道院还为他们准备了干净的饮用水和体面的卫生间，这在印度还都是很匮乏的。

辨喜大师，1863 年出生于加尔各答富裕的刹帝利家庭。1893 年，他去芝加哥参加了世界宗教大会。大会上，他的演讲轰动美国。人们经常把这一事件看作是印度近代对西方输出思想和瑜伽的元年。辨喜大师英年早逝，39 岁就去世了。但他的影响持续不断，在印度特别是在加尔各答，城市内到处都可以看到他的彩绘照片和塑像。

他的老师室利·罗摩克里希纳（Śri Rāma Kṛṣṇa），出生于 1836 年，去世于 1886 年，在世 50 年。他出生在加尔各答的一个婆罗门家庭，与泰戈尔、阿罗频多、拿希里·玛哈塞一样都是孟加拉人。他并没有受过什么像样的教育，十几岁就到了加尔各答恒河边的迦利庙中做祭师。觉悟后，他影响了一批加尔各答的知识青年；作为一个神秘家，他继承了孟加拉人所独有的精神特质。

斯瓦米·悉瓦南达（Svāmī Śivānanda）和他的弟子们

1887 年，伟大的瑜伽士斯瓦米·悉瓦南达在印度泰米尔纳杜邦出生了。印度就是这样，思想家、觉悟者、神秘家，前赴后继、绵绵不绝，这里的土壤就是会使灵性之花漫布四野。他学的是医学，毕业后去马来西亚工作，在那里救死扶伤，那时他已经是一个人类奉献者了。后来他受到一位弃绝者的开启，接触到瑜伽和吠陀，毅然决定放弃现有的生活，去北印度圣城瓦拉纳西学习灵性知识。再后来，他来到喜马拉雅山脚下的瑞诗凯诗。在那里，他成为出家人、弃绝者，从此全身心投入到修行和教学中。

大师一生著作惊人，先后写了 200 多本和瑜伽有关的书籍。不仅如此，他还培养出一批极为优秀的弟子，其中名气最大的有萨蒂亚南达（Svāmī Satyānanda）和斯瓦米·毗湿奴·德瓦南达（Svāmī Viṣṇudevānanda）等，他们都是极为优秀的瑜伽士，其贡献不是本章的篇幅可以说得完的。我也曾经在比哈尔瑜伽学院住过一小段时间，那里给我留下了极为深刻的印象。

斯瓦米·拉玛和斯瓦米·韦达

斯瓦米·拉玛（Svāmī Rāma），出生于 1925 年，去世于 1996 年，他是喜马拉雅瑜伽的创始人，曾在西藏和喜马拉雅山中跟随多位隐居的瑜伽士修行二十余载，是 20 世纪最具影响力的瑜伽大师之一。他写的许多书籍以及许多演讲录音，至今仍然为提升人类的精神高度贡献着力量，其中《大师在喜马拉雅》和《冥想》这两本书在中国十分流行。

我在印度游历期间曾经两次拜访这位大师的净修中心，并住在这里学习，试图理解大师的生命历程。他的净修林在喜马拉雅山区一个名叫“瑞诗凯诗”的地方，那里是著名的瑜伽圣地，伟大的恒河穿过小镇，斯瓦米·拉玛的净修林就建在恒河边上，几栋矮小结实的建筑紧紧地依偎着印度的圣河。斯瓦米·拉玛已经去世了，这里有他的故居，房间不是很大，进门的地方放着一个巨大的犍陀罗风格的佛陀雕塑，我想斯瓦米·拉玛一生都是以佛陀为榜样的吧。

他带领他的组织，极具慈悲地在德拉敦建立了一所中央医院，为有需要的人免费看病，大师把生命中最后几年的全部精力都投入到这所医院的建设中去了。

他高度关注人类的身心健康，这就是瑜伽精神，一种对人类乃至所有生命无差别的爱的精神。

他的弟子斯瓦米·韦达（Svāmī Veda）也是一位伟大的瑜伽士。他去世并不太久，了解他的人很多，在此就不做过多的介绍了。

克里希那玛查亚和他的弟子们

克里希那玛查亚（Krişṇamacharya），有人称他为近代瑜伽之父。我想那是因为现今世界上最流行的两个瑜伽流派都和他有关吧。艾扬格瑜伽的艾扬格大师和阿斯汤加瑜伽的帕坦比·乔伊斯都是他的学生，当然他的学生还有他的儿子德斯查卡尔和戴维女士等。克里希那玛查亚出生在泰米尔纳杜邦的一个婆罗门家庭，关于他和他的弟子们的介绍早已铺天盖地，让人目不暇接了。那些介绍更全面也更完整，在此我就不赘述了。

至此，我们以分组的形式介绍了十几位瑜伽大师，这些大师为瑜伽的传播做出了宝贵的贡献，特别是为瑜伽的全球化贡献最为突出。但需要注意的是，在印度这样一个国度，一位没有任何名气的瑜伽士的修行境界，都可能远远超过之前提到的那些大师。有许多人一生都在喜马拉雅的山中修行，他们对弘扬或者传播瑜伽毫无兴趣，只是在那里以更为传统的方式练习和秘密地传授瑜伽。

说这些，只是想提醒大家，这些伟大的瑜伽士只是伟大的瑜伽传统中被世人看到的极小部分。

另外，还有几位瑜伽大师看起来似乎和瑜伽毫无关系。是的，即便在印度，也有人嘲讽辨喜是不练瑜伽的瑜伽士。其实这些看法是狭隘的，所有向着生命终极幸福追求的行动都可以称为是瑜伽的行动，这种行动者就应该被称为瑜伽士。

由于篇幅关系，还有许多瑜伽士没有介绍到，比如斯瓦米·库瓦雷阳南达这样的老前辈和斯瓦米·兰德福这样的新领袖。

瑜伽大师永远不会枯竭，但最关键的是——你的瑜伽之路是否有所成长？

从瑜伽的角度看待生命

瑜伽认为生命是需要净化和重塑的。而与个体生命息息相关的世界，瑜伽哲学认为，这是苦难之地，这是一个永无休止的、令人厌倦的、不断重复轮回的地方。

当然从另一个角度也透露出，这世界是个体生命可以获得救赎的地方，世界好像就是为了个体生命的净化而设计的场所。这似乎就是世界存在的意义，而个体要在这个世界磨砺、修炼，从而净化解脱。瑜伽就是其根本工具。印度人认为一切幸福和福祉的可靠来源全赖于此，并且这种福祉具有根本性和终极特质。

瑜伽的世界观

（1）数论和瑜伽

瑜伽的主题就是练习，但是作为学派的它，也有自己的理论系统，它的理论知识主要来源于两大思想派别，其中一个是数论派（sāṃkhya）。可以说数论哲学和瑜伽哲学是姐妹的关系，甚至有人直接称瑜伽为“有神的数论派”，来区别和对照“无神的瑜伽派”——数论派。

在数论哲学中，认为世界是由两个基本要素构成的，一个称为原人（puruṣa），他是绝对的精神体，是万物的灵机，是所谓的生命之所以是生命的原因。而另一个称为原质（prakṛti），就是纯粹物质或者称为最原初的物质，所有的包括人在内的一切万有都是从这里流溢出来的。但有意思的是：原质如何开始流溢，为什么会流溢呢？其主要原因就是受到原人的影响——原人和原质发生了某种形式的“接触”，这接触是第一因，它导致了原本平衡、稳定、隐没的原质发生了运动。原质的结构松动，平衡性被打破，被称为三种基本材料的三德（tri guṇa）——悦性（sattva）、动性（rajas）和惰性（tamas）[1]的比例由平衡走向失衡，请记住只要三种基本材料比例发生变化，那么整个原质就开始运转，从而生发出包括人在内的世界万物。

在数论哲学中，万有的不同不过是三德——悦性、动性和惰性的比例不同罢了，原则就是物质越高级，悦性的比例就越大，越是低等的则惰性比例就越大。需要注意的

1 悦性（sattva）、动性（rajas）和惰性（tamas），数论哲学中原质的三种属性。

是，无论哪一种物质，三德都会有，一个也不会少，所以三德只是比例问题，而不是有无的问题。

譬如人就是悦性最多，而石头则是惰性多。如果世界背后的运行机制果真如此，那么全力认识潜藏在背后的原人形态，就会克服由于自身生命局限所造成的人生困惑，生命才会有真的安宁平静。

（2）吠檀多和瑜伽

和瑜伽紧密相关的另一个思想派别是吠檀多哲学（vedānta），就学派来说它要比瑜伽派和数论派更为年轻，成立的时间较前两者晚很多。但就吠檀多思想而言，它和数论哲学一样，都极为古老；也和数论思想一样，遍布于全体《奥义书》之中，而肇始于《吠陀本集》之内。

吠檀多哲学的世界观，简而言之就是四个字——“梵我如一”。什么是梵，通俗地说就是除了我以外的所有外部，我以外的，就是“梵”。那什么是“我”呢？这个“我”不是指你的身体，甚至也不是指你的思想。吠檀多哲学认为，身体和思想都是外部；而“我”是个体生命的终极内在——真我（ātman）。有人说这个“我”是我身后的“我”，是认识我的那个“我”。真我是不是梵的一部分呢？这个以后再讨论吧。

其实梵我如一，就是外在和内在的不二性，它们是一而不是二，就是我和外部世界，在本质上是一样的、相同的、一体的，套用佛家的说法就是“无有差别性，平等无二性”。

我们所谓的生命迷途就是把这如一的整体区别开来了，种种分别就会生出种种烦恼。但只要你认识到梵我如一，并且经验到它，一瞥的经验就是永恒的知道，好像一个从来没有见过大海的人，只要看上一眼大海，那他永远都不再是“没有看过大海的人”，他永远变成了“见过海的人”，有人称其为“开悟”。

有趣的是，有一派吠檀多哲学家认为这个世界是幻化的世界（māyā），这个世界是虚无的。心意是转换世界的工具。如果这样就不难理解了，同样的事情，对于有些人像是进入天堂一般，而对另一些人好像是坠入地狱一样。

另一派吠檀多哲学家就认为世界是实有的，认为世界的真实性是不容置疑的。这个世界是幻还是真实？这一定是争论不休的。

瑜伽的个体生命观

在前面，我们已经说明了基于数论哲学的瑜伽世界观，认为人类生命的物质构成和万有世界的材料没有差异，只是三种基本材料的构成比例不同而已。人的三德构成就是悦性多一些而惰性和动性少一些，而这全赖于原人对原质的影响。

悦性为主的人类也并非全体一致，而是因人而异，个体的三德比例是决然不同的，有的人悦性多一些，有的人则惰性多。这一点上，只有相似的比例，但绝无一模一样的可能。在这里悦性的比例越大，人则更接近健康和平静，有了健康和平静，人就是幸福和快乐的，并朝向更高的境界。所以，我们都要开展悦性，这是对生命质量有要求者的重要工作，是瑜伽士唯一的工作，这个工作就被称为“净化（śauca）”。清除染污让悦性显露，类似于清除了镜子上的灰尘，显露镜子的原本样貌。

在瑜伽中，人的概念是这样的，他是一个不断轮转的生命体，只是每一次轮转的生命形式有所差别，这种差别最集中的体现就是生命形态的不同，有的是人的模样，有的是某种动物的模样，还有一些是不可见的，等等。

也就是说，在轮转中形态并不是固定的，可以说轮转并不是以人为角度的，而是以多种生命形式角度展开的。依此而论，这些不同的生命体确有高低之差别，如西方人所言，人是高等的动物，其他则按等级排列下去了。

那每一个生命体都有出生，都有寿命和死亡，而在这一期寿命中生命的境界也是有所差别的。就人而言，有的人富裕、健康且长寿，有的则贫穷、多病且短寿，有的人事事顺利、处处吉祥，有的人命运多舛、祸不单行。为什么会有这样的不同？瑜伽哲学认为人的行为会留下某种痕迹，这痕迹被以某种形式贮藏起来，而这痕迹是有导向好和坏的区别的，好的和坏的道路则是个体生命自己决定的了。好的道路是通过经典或善知识，知道了业的运作原理，进而通过练习瑜伽的方法去重塑生命，洗擦掉旧有的、不净的痕迹而注入新的积极要素，在这一改变重生之路的尽头，就是一个新的生命形式的出现。但洗擦根本痕迹的过程是艰难的，非大勇士是无法进行彻底的改造的。彻底摆脱这种运作机制的效能，在瑜伽经中称为独存（kaivalya）[1]或解脱（mokṣa）。

以上可见，所谓的生命净化物在瑜伽中被称为“潜在的势能（saṃskāra）”[2]，瑜伽的净化其实就是指对此的净化，

---

1 独存（kaivalya），瑜伽哲学中解脱的状态。

2 潜在的势能（saṃskāra），也称潜印象，古译为“行”，指人的行为痕迹。

所谓的改变也就是指对此的改变。确实人的出生更像是物质的到达，而精神的生长还需要再一次的出发，我们可以通过瑜伽再生或重生，它确实是有耀眼光辉的。

为什么说瑜伽不是宗教

什么是宗教，这确实是一个有意思的话题。

有人说“宗教是社会发展到一定水平出现的一种社会意识形态和社会文化历史现象”，说实话有点儿没听懂，真相是宗教是很难说清楚的。

我认为，宗教的出现和人类的自身特性有很大关系，人类是多思的，多思则难免疑惑，疑惑多痛苦必然多。为了躲避这种痛苦，人类必须把目标和注意力集中聚焦于某一单一事物上。在这里，不疑惑而多专信，这信就如慈母般可以抚慰、平息烦恼，能够安抚对不可知未来的恐惧，进而面对死亡没有畏惧；并与你的过去和解，毕竟人难免做出错误的动作而伤害别人，引起内疚和自责，原谅过去的自己，化解对立，对过去的所作所为有个交代。

宗教对此确实有所帮助，它给生命提供了一个锚点，满足了人们的精神需求，否则世界上就不会有那么多的宗教，也不会有几十亿的信仰者。人生观、世界观、价值观，总归是要有所归属的，否则当人生困境来临之际就无法渡过了。以上是我对宗教非常粗浅的看法。

但瑜伽的确不是宗教，因为基本上每一个宗教都有创世者、主宰者、审判者，都有一个全能全知者，瑜伽里没有这些。没有谁可以左右一个瑜伽士的命运，瑜伽士依靠自己来完成救赎，而不是靠外力或他人。瑜伽士是自己行为的管理者，每一个动作、每一句话语和每一个心念，训练有素的瑜伽士都可以管理得很好。瑜伽士是高度自律者，过着高度自律的生活。可以说，训练有素的瑜伽士是自己的主宰者、审判者，是自己命运的主人。

其实，瑜伽就其本意来说只是一个行法。何谓行法？就是具体的修行方法，瑜伽是一套方法、一套功法，是一套技术。这些练习方法是所有想要攀爬到宗教师所宣说的精神境界处所的阶梯，是到达那里的工具，是去往那美好之地的路。所以瑜伽是宗教实现其宣誓目标的工具。古代印度的一些宗教，如我们非常熟知的佛教、耆那教、印度教等（严格意义上来说这些是不是宗教也需要讨论）都吸收了大量的瑜伽训练元素。瑜伽是成就了它们，但瑜伽确实不是它们。

不仅如此，瑜伽还不会破坏你原有的宗教信仰。正所谓信仰自由，无论你信仰什么宗教，瑜伽都不会影响和破坏你的信仰，瑜伽就是一套有益身心的练习法而已。瑜伽不破坏，瑜伽只是保佑、保护你的身心。

有人或许会问：你说瑜伽是没有神的，但《瑜伽经》又被称为“有神的数论”，这里面所说的神是谁？还有《瑜伽经》里提到的自在天（īśvara），他不是神明吗？

是的，确实瑜伽又被称为“有神的数论”，《瑜伽经》中确实也有一个自在天[1]，但那个自在天并不是一个什么主宰者，也不是什么世界和人的创造者，他只是一个修行工具。就是借用这个自在天（īśvara）来认识原人。数论哲学是二元论的哲学，它的基本模型就已经注定了没有神灵存在的空间，而瑜伽是追随数论的。

或许还有人问，难道《薄伽梵歌》中的黑天不是一个主宰者吗，难道大神湿婆不是这个世界的构建者吗？

若有人把黑天和湿婆看作人格化的神，确实可以理解，因为人是依靠感官来认识世界的，感官工具提供认知，而人格化的表达是适合人类的。神的人格化是一种妥协，黑天和湿婆的本质属性绝不会是一个着黄衫、吹笛子的青年

---

1 自在天（īśvara），瑜伽经中指一种特殊的原人。

人或者身穿虎皮裙、手拿三叉戟的猎人。他们是宇宙自然的象征，这一点确定无疑。

确实，在瑜伽中的某些仪式、某些唱诵，还存在着一定的宗教元素，千百年来瑜伽和各种宗教不可能不发生关系，但随着时代的发展，瑜伽的宗教形式越来越少，瑜伽的本真内核越来越清楚地呈现在世人面前。特别是今天，瑜伽早已经离开了印度本土，它已经是全世界人共有的宝贵财产，它也必将呈现出更多的积极的面相。

आ

第二章

瑜伽中体式和呼吸的秘密

训练有素的瑜伽士是自己的主宰者、审判者，是自己命运的主人。

体式的练习有哪些好处

当下，很多瑜伽练习者、瑜伽老师都认为瑜伽只是体式，甚至呼吸法也被忽略了；而知道瑜伽还有呼吸法的人，就觉得自己知道了瑜伽的全部。这反映出人们普遍对瑜伽的认识不足，其原因和早期印度瑜伽行者向西方传播瑜伽的方式有关，瑜伽是从印度首先传播到美国的，为了迎合西方人的需求、适应他们的思维方式，印度瑜伽士们做了大量的妥协和改变，这一改变使整体的瑜伽变成了局部的瑜伽，使注重精神训练和内在净化的瑜伽变成了简单的外在动作姿势了。这改变总的来说是让人失望的，因为在这里，真正的瑜伽精神被拿走了！真正的瑜伽精神是奉献，是仁慈，是精神训练，是内在净化，是对世界的爱！这种损失是不可估量的，它让我们无法看到真的瑜伽，从而错过一个用瑜伽转换生命的机会。现在，尽管西方世界已经有一部分人开始做矫正瑜伽认知的工作，但这工作确实是艰难而又漫长的。

中国的瑜伽，最初并不是从印度学来的，而是通过西方开始接触的，可以说我们一开始学习的就是二手的知识、就是不全面的知识。这很遗憾，但也无须担心，现在重新认识瑜伽并不晚。这段弯路，反而能够保障我们今后可以更理性地、更客观地认识瑜伽。

瑜伽体式的大流行并不能完全怪罪那些印度早期的瑜伽传播者，认识确实需要过程，相反我们还要感谢他们，无论如何，瑜伽走出了印度，走出了只有修行者才能练习的局限，瑜伽确实被发扬光大了，普罗大众有机会去练习瑜伽，更多的人受益于瑜伽了。

如何认识体式，以及体式练习有哪些好处呢?

体式，梵文 āsana，是“坐”的意思，译为“坐姿”也完全没有问题，它就是这个意思。在帕坦伽利的《瑜伽经》中，它属于瑜伽八支练习法中的一支，在八支瑜伽中制戒、内制、体式、呼吸法、感官收摄、专注、冥想、三摩地，它排在这个练习次序中的第三位。而在哈他瑜伽的文本中，无论是《哈他瑜伽之光》还是《格兰达本集》，它都排在第一位，在呼吸法和契合法之前。

体式练习有三个益处：

第一，在瑜伽的整个修习系统中，体式是一个基础环节。它是谁的基础？回答是它上一级的基础，它的上一级即是呼吸法；同时它也是冥想法的基础。体式主要还是为减少心意波动和去除意识染污而服务的。体式可以让身体更有力量、更柔韧，帮助我们在较长的时间里能稳定地保持一个姿势，可以说它是冥想的前期准备，这一点在帕坦伽利的《瑜伽经》中尤为明显。而在《哈他瑜伽之光》中提到的为数不多的体式，也主要是为冥想和呼吸法练习做准备，以及为打开生命能量通道进行必要的前期准备，可见，体式是为了更高的目的服务的。由此可以得出一个结论，如果你只是练习体式而不练习呼吸法和冥想，你永远也实现不了瑜伽经典中所说的目的，就像一个人永远活动在一楼，那么他是确实无法到达二楼的。这是体式的第一个价值——整体系统的一个环节。

第二，体式对身体健康具有一定的作用。无论从瑜伽的身体观——脉轮和能量通道，还是从西方的身体观——增强心肺功能，强壮肌肉、神经、消化等系统的功能来说，锻炼色身都是必要的。练习体式可以增强我们肢体的平衡能力，使身体更柔软，更有力量，更为稳定。对于色身而言，适当的锻炼是绝对必要、不可或缺的。然而瑜伽体式不仅仅是为了身体的成就，它是超越身体的，在练习体式后所获得的意识的稳定、轻松、愉悦、快乐、平静的感觉，就是超越身体的体验。当然，相对于更高级的呼吸法和冥想练习，它还是粗糙的，但它所带来的利益确实远远超越于一般的体育运动。这是体式的第二个益处，强健身体并超越身体。

第三，体式具有一定的理疗功能。在哈他瑜伽文献中就有一些体式对疾病具有特殊治疗作用的记录，有些瑜伽经典甚至宣称一些体式可以治愈所有疾病，所以我们说体式具有一定的治疗意义，甚至可以开发出一些超能力。如今，瑜伽体式介入到一些疾病的康复治疗并取得了很好的效果，同时瑜伽理疗对疾病的预防效果也十分显著，对慢性病的治疗也有一定的作用。

体式练习的基本原则和注意事项

练习体式是十分有益的，就算只练习瑜伽八支中的体式支，收获也是惊人的。

体位法的分类

体位法可分为三类：

第一类是冥想类的体位法。这些体位法是为了进行呼吸法和冥想练习做准备的，因为如果没有稳定的坐姿，呼吸法和冥想是无法高质量练习的，一般来说，高级的瑜伽士需要保持稳定的坐姿三个小时以上，才可以基本保障冥想的练习。常用的坐姿体式有莲花坐（padamāsana）、吉祥坐（svastikāsana）、至善坐（siddhāsana）等。

第二类是锻炼类的体位法，如眼镜蛇式（bhujaṅgāsana）、蝗虫式（śalabhāsana）、猛烈式（utkaṭāsana）等等。

第三类是休息类的体位法，如摊尸式（śavāsana）、鳄鱼式（nakrāsana）。

另外，可以按照体式的难度划分为初级体式、中级体式和高级体式。这所谓的依照动作难度来划分的初级、中级和高级体式，并不是完全意义上的，它只是在入门阶段帮助我们厘清大致的练习次序而已。事实上，许多体式看起来很容易，但实际却是非常难以进入的。

初级体式主要包括拉伸练习、关节活动和致敬类体式，比如向太阳致敬式和向月亮致敬式等。

体式的练习次序，一般是从站立到坐立到卧姿，再到倒立的次序。在以上的位置上进行平衡、前屈、扭转、后弯，最后或练习过程中根据情况加入休息类的体式。

此外，体式还可以根据不同的目标进行灵活的排列组合。将不同的体式按照一定次序练习，去集中解决一个问题，但这样的序列编排需要有经验的老师，根据个人具体的身心状况进行设计，个体性、针对性是其特点，这已经算是一种治疗了，类似于医生给病人开药方的模样。

瑜伽体式派系有别，解说各异，但大的方向不会太偏离上述说法。

体式练习的总原则

瑜伽体位法的练习原则，因体系的不同而有所区别。

譬如有的体系强调祈祷体式，而有的体系则对此只字不提；有的体系强调体式停留、保持一段时间的重要性，甚至规定了具体的保持时间，而有的体系则强调顺序的不可改变性，强调序列间的流动性。

无论怎样，练习体式都应缓慢开始，要有热身体式，没有热身将十分危险，会因此带来伤害，这伤害有时候是巨大的，甚至要用一生来背负。如果你是一个瑜伽老师，那请记住在任何情况下永远都要先带领学生热身，即便是在课下回答某些学生问题进行示范和举例时，也要让自己和学生先热身。

体式的练习应从个体练习者的现有能力开始。我们要认识练习者的能力极限，还要清楚人们总是高估自己的能力的现实，瑜伽的品质则是“如实”。

另外，无须和其他人比较，每个人的情况因先天条件、后天努力、练习时长和练习目的等有所不同。然后，就要耐心、持续、不间断、长时间地去练习，直到在每一个体式中找到稳定和由此带来的舒适。永远不要攀比，这是被瑜伽士所鄙视的低劣习性。

最后，在体式练习中请注意你的呼吸，呼吸一定是和动作发生关系的，是和动作相和谐的。

体式练习的注意事项

（1）时间

体式练习的黄金时间，是每天的早晨。在太阳升起的前后一段时间内练习，那是最为完美的。如果早上没有办法练习，那就请记住一个原则，体式练习应该是空腹的，人们喜欢用饭后四个小时来界定什么是空腹的状态。

（2）地点

体式练习可以在任何地点进行，它没有特别的要求，但安全、安静、整洁和通风的地方则更为理想。

（3）饮食

饮食不要过饱，消除饥饿感即可，饮食过度会导致昏沉疲惫。另外，建议素食但并不强调素食，可以吃肉、蛋，但请不要因你而引起杀害生命的行为，把还活着的动物做成食物，这是一个瑜伽士必须避免的。在不杀害生命的情况下，食物应该尽量清淡、新鲜和自然；食用过于油腻和辛辣的食物，会阻碍精神层面的提升。

（4）年龄

在人生的任何年龄阶段都可以练习瑜伽，这在《哈他瑜伽之光》第一章第 64 颂经文中有明确的说明：

yuvā vṛddho’tivṛddho vā vyādhito durbalo’pi vā

abhyāsāt siddhimāpnoti sarvayogeṣvatandritaḥ

年轻人、老人、很老的人、病人、体弱者，都可以获得练习的成就，只要不懒惰。

（5）孕期或疾病

最适合孕期和产后的运动，应该就是包括体式在内的瑜伽了，这已经得到普遍认可。但专业老师的指导是必要条件，只看视频或书籍进行练习是有极大风险的。

并非有疾病的人不适合练习体位法，相反他们或许更应多练习。但确实有一些体式不适合一些特殊的疾病者练习，如高血压者不适合倒立体位等等，具体情况请在练习前咨询你的老师。

（6）着装和辅助工具

着装应宽松轻便，避免佩戴手表、戒指、项链等坚硬的装饰物，眼镜也要在练习前妥善放置。

体式练习的辅助工具有很多，虽不是必需，但确实有些辅助工具自古就有，有些工具也十分必要，最常用的有瑜伽垫、毯子、抱枕和瑜伽砖等。

（7）停止和拒绝

必须学会停止练习。当在某一个体位中感到剧烈的疼痛和不适时，请马上停下来，请不要考虑颜面和其他任何因素，马上终止这个练习。学会永远都不要勉强地练习，当感到不适、疲惫或仅仅是不愿意练习，你就可以不练习。请记住，瑜伽是为你服务的。

特别强调，如果在课上老师请你示范某个动作，而你在过程中难以承受时，或老师让你做一个超越你的能力范围的动作时，请马上拒绝。

另外，如果你是瑜伽老师，你要谨慎些、再谨慎些，每一个人的身体都是极为宝贵的且又是极其精微的。课堂上请你带着一万分的谨慎去指导学生练习，你要像慈母照顾自己的孩子般照顾你的学生。这是瑜伽老师必要的品德。

总之，体式练习的核心是呼吸和觉知，体式练习的要素是谦卑和忍耐，体式练习最不可或缺的是优秀的老师，而安全的练习是最为紧要的。

愿瑜伽体式能给你带来健康，收获满满的幸福感。

为什么体式要用梵文来读

在瑜伽的体位法中，每一个体式都有自己的名字，这些名字不是我们现代人赋予的，它们在很久以前就有了，它们都是梵文的。

瑜伽体式的名称应该用梵文来读。为什么一定要用梵文来读瑜伽的体式名称？

原因有这么几个：

第一，基于体式名称的来源。体式名称自古就是用梵文来读的，我们必须遵循这一传统，有些事情需要革新，而此事确无革新之必要。若是长期用自己的语言来读，时间久了，就丢失了它的来源，而没有来源就等于没有传统；没有了传统，瑜伽体式的丰富性就没有了。正因为每一个体式名称都有其深刻内含，有巨大的文化信息灌注其中，可以说，用梵文读瑜伽体式，就是和古人发生关系、发生连接，这一读，文化信息就从远古流转到现在，来到我们的身边。

第二，梵语是最有魅力的语言。梵语的发音极具能量，用这种声音读体式名称既美妙动听又充满能量，这足以神圣我们的练习、庄严我们的练习。

第三，使用中文的弊端。现在我们使用的体式中文名称很多都不是从梵文直译，而是由英文翻译过来的，这第二手翻译本来就不够完美，何况其中还有些以讹传讹的错误。例如，肩倒立式，它的梵文名字是 sālamba sarvāṅgāsana，梵文原意表达的是用整个身体来支撑的这样一个动作或者状态，sarva 是“一切”的意思，aṅga 是“肢体”。而中文译为“肩倒立式”，很容易被理解为用肩部来支撑身体倒立。这个错误是致命的，有习练经验的人都知道这个体式的重点并不是肩。如果我们仅仅凭借中文的意思去理解，想当然，那势必会大错特错。

有的中文体式名称听起来并不像肩倒立式那样离谱但也不准确，瑜伽科学是极为精微的，是不应模棱两可的，每个传达都应十分准确。例如：幻椅式，梵文是 utkaṭāsana，utkaṭa 梵文单词的意思是猛烈的、强烈的。虽然称“幻椅式”也并没有错，这个体式就是好像坐在椅子上的状态，然而如果你不知道这个梵文单词是猛烈和强烈的含义，恐怕你也很难理解这个体式的精髓，很难真正进入这个体式。

还有一点必须清楚，在梵文体式名称中，给出的方式是标记性的，意思是说它并不是用来解释和说明这个体式是怎么做的，它只是一个标记而已，标记是符号性的。例如 vīrabhadrāsana 战士式，单听这个名称，你知道它如何做吗？显然不可能知道，它只是一个标记。pādahastāsana 中文译为“手碰脚前屈伸展式”，在梵语中有两个单词，第一个是脚 pāda，第二个是手 hasta，这只是给了体式一个标记：手、脚，关于具体如何做是要依靠老师的指导，而不可能从体式名字上就获得的。现如今，有些体式翻译变成了解释动作或姿态说明，这无疑会减损体式的内涵，除非你认为体式只是一种简单的动作，体式只是一种把身体摆放成那个样子的结果。这确实太局限了，而无限性才是体式的本质特征。

基于以上的原因，倡导用梵语来说瑜伽体式名称。

学习梵语语法绝非易事，但梵语发音还是很容易掌握的，它甚至比英文的发音还容易些，只要找到一个专业的梵语老师，很快就可以掌握梵语的读音。

事实上，用梵语读体式名称在某些瑜伽体系中已经非常普及了。但就中国的瑜伽大环境而言，还需努力。如果想走出去交流学习，也要求你必须掌握体式名称的梵语读音，因为就瑜伽体式而言，这是国际化的公共语言。

总之，现在就开始学习用梵语读体式名称吧。

瑜伽体式和一般体育运动的区别

瑜伽体式和一般体育运动的区别，乍听起来像是一个无聊的话题，无聊之处就在于：人们似乎都知道，包括体式在内的瑜伽是一种注重净化内心的技术，而体育锻炼则偏重于身体方面，所以把它们放在一起讨论，确实看起来有些无聊。

人人都知道瑜伽的主要功能是净化意识，净化内心，这在礼敬《瑜伽经》作者帕坦伽利的赞颂诗的第一句**“凭借瑜伽净化内心”（yogena cittasya）**中，就说得很清楚了。然而，把本不应该讨论的问题拿出来讨论，确实也是无奈之举，因为今天瑜伽体式越来越体育化了。

瑜伽和体育的区别很大，是很难混淆的，除非当你说瑜伽时，认为瑜伽就是瑜伽的体式。

正因为瑜伽体式和体育运动似乎有相似性，所以界定厘清瑜伽体式和体育的相同和差异就十分必要。

什么是“体育”？体育一词最早出现在卢梭的小说《爱

弥儿》中，他把对爱弥儿身体的保养、培育和训练，这种身体教育称为“体育”。原本是有针对性地批评教会教育的弊端的。到了19世纪，体育这个词已被很多教育发达国家广泛使用了；我国称“体育”之开端是在1902年。这个词的基本定义是“增强体质，提高运动能力，促进健康等方面的教育”。可见，它是教育的一个方面，是以各项运动为基本手段来完成的。当然，现代体育的范畴已经非常广了，但这不在我们此次讨论的范围里。在此我们只需要清楚：体育和运动的关系，运动是体育的基本手段。所以在我们的语境范围下，其实是指瑜伽体式和体育运动的关系。

相同性

现在，让我们先看看人们为什么会混淆瑜伽体式和体育运动。最主要的原因是它们都以躯体为工具，表面看来都是活动躯体，以躯体为媒介，它们都能够使身体变得更有力量（耐力和爆发力）、更有柔韧性、更有弹性；同样，它们都会使人更有活力感和幸福感。因为都有这些作用，所以人们常常把瑜伽体式看作是一种体育运动。是的，瑜伽体式确实具有一般体育运动的功能，提高心肺机能，保持身材，锻炼肌肉、神经、腺体、让身体更柔韧，预防疾病等等。但是瑜伽体式绝不是体育运动。

区别

一方面，瑜伽和体育运动对身体的认识是不同的，它们是建立在不同的身体观基础上的。体育的身体观，是基于西方医学成果下的身体观，例如他们把身体分为九大系统，如：运动系统、神经系统、呼吸系统、消化系统等等。瑜伽则有自己的身体观，瑜伽认为人有由粗糙到精细的三个身体，身体由外及内分为五层，称为“五鞘”。另外，还有五种生命气运行其中，身体内还有许多如河流般运行的脉络，据说是有 72000 条之多，主要的三大脉络是中脉、左脉和右脉，这些经脉交汇之处形成了身体的内在能量中心——七脉轮，等等。由此组成了一套完整自洽的身体观。

古代印度瑜伽士没有现代医学知识，他们不可能说这个体式有利于消化系统，那个体式对呼吸系统有帮助，这都是现代语境的。当然也可以使用这样的语言，而某个体式对某个身体系统也确实是有效的，但我们必须知道瑜伽认识的基点不在此，这只是针对现代人的知识结构和认知习惯的一种方便。

我想古代瑜伽士的思考应是如此：体式更多是为清理

脉络，唤醒脉轮，平衡五气等服务的。

另一方面，瑜伽体式和体育运动的根本目的不同。瑜伽体式是瑜伽整体的一部分，而说到底瑜伽是为获得个体生命的终极自由而服务的，是为了摆脱所有的不幸而做的努力，它紧紧围绕着净化这个主旋律，体式在此主要是负责保持躯体健康，是为进行长时间的冥想训练服务的。因为冥想要具备长时间躯体不动的能力；同时，在大量的静态练习后，通过体式来恢复身体机能，去除长时间不动所带来的弊端。毕竟身体是心智的载体，我们要好好养护它。当然，如果体式练习正确的话，仅仅只是体式，对约束心意活动和控制心意波动、控制自己的行为也会有一定的作用，甚至可以导致一定的心智改变，变得更友爱和更慈悲。

而现代体育运动主要是依据人体生长发育、技能形成和机能提高等规律，来实现提高身体素质和运动能力，增强体质等目的，对改善生活方式、提高生活质量也有一定的帮助。

瑜伽体式体育化的弊端

瑜伽体式是瑜伽练习法的一部分，是整体的一个局部，所以不要忘记整体，永远停留在局部是毫无意义的。瑜伽体式是建立在瑜伽哲学基础上的，没有哲学作基础，体式不过就是一组体操动作。体式和杂技的区别在哪里？瑜伽和体操以及舞蹈又有什么区别？

瑜伽体式不是体育运动，这里并无贬低体育运动的意思，现代体育运动也非常好。但对于获得内在平静和净化方面，瑜伽则无与伦比，东方的锻炼学、运动学是不同于西方的，这里没有竞技要素，只有天人合一的追求、自得其乐的理趣，身心统一是其关键。

在瑜伽“体育运动化”愈演愈烈的今天，我们必须要清楚瑜伽体式的体育运动化、表演化、杂技化以及竞技追求，是瑜伽发展的阻碍，它给人们带来肤浅、虚荣、身体的病痛，甚至让瑜伽背上“瑜伽伤害”的骂名。瑜伽如果体育运动化，瑜伽的特点就没有了，而剩下的都是体育的特点，瑜伽老师如果变成体育教练，瑜伽就会彻底死亡。

所以我们必须保护我们深爱的瑜伽，让它健康地发展，这有赖于每一个热爱瑜伽的人的共同努力。

瑜伽体式的总数和分类

瑜伽体式的数量

传说瑜伽体式的数量共有 840 万个。这一说法是基于印度传统上对于物种的数量认识，古印度人认为世界上共有 840 万种不同的物种，这包含但又不限于我们今天所认识的植物和动物。由于有多少种物种就有多少种形态，基于印度的生命能量流转理论，人类也有成为这其中任何一种的机会。这个世界，竟然有如此多的方式表达存在，能量方式决定存在形式。

虽然 840 万这个数字是巨大的，但还是有限的，只能在这里流转，除非你摆脱了形式的束缚，回到形式的原点。在 840 万个形态中，每一个形态就是一种展陈技巧，蕴含深意，那里有秩序和节奏的排列，那是自然的设计，神性满满，那就是一种体式了。因此，瑜伽士们说世界上有 840 万种体式。

这个说法是非常合理的，因为它触及体式的精要——最合理的节奏和秩序，也表达了自然至上主义的特征，确实没有什么能超越自然的设计了，但人类似乎一直在笨拙地模仿自然而进行设计。同时，这也给了我们一个启迪：我们的体式追寻的方向就是要更加自然、更加接近于造化。

然而，我们确实无法在现存的文献中找到全部的这些体式的资料。找寻记录瑜伽体式的文献主要从哈他瑜伽文献下手，而不是《奥义书》（upaniṣad）、《瑜伽经》（yoga sūtram）以及《瓦西斯塔瑜伽》（yoga vāsiṣṭha）。

在《瑜伽经》和《奥义书》中并没有具体地记录体式，只是用最简单的线条勾画了体式的轮廓，只是把体式作为整体瑜伽技术的一部分，给出整体中的位置和地位而已。《瓦西斯塔瑜伽》则是一本精微宏大的瑜伽巨著，它的关注点全然不在于此。

只有哈他瑜伽，不仅重视体式也热衷于描述细节。哈他瑜伽文献量的整体规模并不非常大，已有的几个著名的文献，如：《湿婆本集》（śiva saṃhitā）、《格兰达本集》（gheraṇḍa saṃhitā）、《哈他瑜伽之光》（haṭha pradīpikā）、《哈他真理月光》（haṭha sattva kaumudi），综合这些书里的内容我们可以看到，在全部 840 万个体式中，有 84 个是非常重要的；在这 84 个中又有 4 个是最为重要的。在全部文献中，能够被记载的也只有区区 200 多个有名字的体式。虽然如此，但 200 多个也足够了，无穷的体式变体足以让我们应接不暇。

瑜伽体式的分类

瑜伽体式有多少类？可以说有无数类，无数不是很多的意思，而是告诉我们角度不同，类别就不同，分类因而就是无数的。分类的本质无非就是出发点的变化而已。比如，从人的身体的活动方向来划分，体式可以分为前屈、后弯、扭转、倒立等；从学习的角度来看，我们也可以把体式划分为：初级、中级、高级等。

下面就以瑜伽体式的来源进行分类，和大家一起赏析一下这些体式的美好。

瑜伽体式的来源主要有这么几个：

来自动物的体式。这些体式一般都以动物命名，如：

昆虫类：蝗虫（śalabha）

爬行类：眼镜蛇（bhujaṅga）、乌龟（kūrma）、鳄鱼（nakra）

两栖类：青蛙（bheka）

鱼类：鱼（matsya）

鸟类或者称为两足类：公鸡（kukkuṭa）、孔雀（mayūra）、天鹅（haṃsa）

四足类：狮子（siṃha）、马（vātāyana）、骆驼（uṣṭra）

有些则以植物命名，如：树（vṛkṣa）、莲花（padma）

有些直接来自可见的自然界，如：月亮（candra）、太阳（sūrya）、山（tāḍa）

有些则以神话、传说、故事等命名，他们一般都是大神、仙人、智者、圣人、英雄和伟大的瑜伽士。如湿婆的化身毗罗跋陀罗（vīrabhadra）、毗湿奴（viṣṇu）、室建陀（skanda）、神猴哈努曼（hanumān）；圣人巴拉瓦伽（bharadvāja）、玛里琪（marīci）、阿斯德瓦卡拉（aṣṭāvakra）等等。

还有极为有趣的一部分，是以人类的创造物来命名，如：门闩（parigha）、犁（hala）、弓（dhanur）、船（nāva）、杖（daṇḍa）、桥（setu）等。

当然也有一些，直接就是描述完成体式的主要特征，这些多以身体完成动作的明显部位加以说明，如：头倒立式（sālamba śirṣāsana）等。体式名称具有符号性，在此尤为显著。

事实上，没有一个分类能够完全包含所有的体式，因为它来自人类外在世界的所有形式，它是基于这样的理念：“任何有秩序的展陈形式都是体式”。

现在就请你站在瑜伽垫上，带着对自然造化的敬畏，开始练习吧！

瑜伽体式有哪些是源自动物的

毫无疑问，所有的瑜伽体式都来源于自然。在印度文化中，世界依据时间和空间可以划分为六大类生命形态，即所谓的“六道众生”：天、人、畜生、地狱、饿鬼和阿修罗。而和我们生活在同一时空的且又可见的，只有畜生。这里说的“畜生”是这样一个概念：它包括生活在陆地、水里和空中的所有可见的生命形式。它们和人类关系最为紧密，一方面它们是辅助人类生活的朋友，一方面它们又是人类的主要食物；一方面，我们非常喜欢它们、视为生命伴侣，而另一方面我们也非常害怕它们，特别是凶猛的肉食动物和形态各异的虫子。

每一个动物都有自己的形象特征和生命品质，例如：象的庞大和蛇的剧毒，狮子的敏捷和狐狸的狡诈。古代的瑜伽士们热忱地观察这些动物，向它们学习对人类身心有帮助的知识。

以动物命名、模仿动物的瑜伽体式有很多。每一个体式都有一个小故事，下面分享几个。

第一个故事：以犬的姿态命名的体式共有两个，上犬式和下犬式，它们都是很重要的体式。它们经常出现在拜日式（sūrya namaskara）中。

在大史诗《摩诃婆罗多》里面，描述了俱卢之地发生的般度族和俱卢族的战争，最终般度五子获得胜利。

在获得胜利后，般度五子治理国家36年，逐渐感到年龄大了，要进入林居期和隐遁期。他们就把王位让给了般度五子之一——阿周那的后裔，因为他是在那场大战争中般度族唯一幸存下来的后代。交出王权后，五子带着他们共同的妻子黑公主（draupatī）走向喜马拉雅山。路上，遇到一只非常瘦弱的、饥饿的狗，这只狗也加入进来，跟他们一起走向喜马拉雅山。前行的过程异常艰辛，他们精疲力竭，队伍中黑公主先倒下了，般度五子中的四个兄弟因为疲劳也相继倒下，只剩下善良正直的坚战（yudhiṣṭhira）（般度五子之一）和半路中加入的狗，他俩继续前行。

终于到达目的地。天界之主因陀罗驾着战车，来到这里迎接坚战，邀请他去天国。坚战看见狗在向他摇尾巴，就没有独自上因陀罗的车，而是将脚踏在车的一边，让小狗也上战车，一起去天界。但是，因陀罗呵斥了小狗，他不允许这只狗去天国。

坚战却说："这只狗是我的同伴，它陪我一路走来，如果您不允许它和我一起去，我自己也就不去了。"

坚战话音刚落，那只狗变回自己的原形，原来他是公平之神（yama）。公平之神很高兴，对坚战说："你通过了最后的考验，你确实是善良、正直和诚实的化身。"

就这样，通过了考验的坚战，跟随因陀罗去了天国。

第二个故事，金翅鸟（garuḍa）的故事。

在印度神话中，金翅鸟的形象是：人的头，鹰的身子、翅膀和爪子，在人的面部上是鹰的嘴，这是人和鹰混合的形象；它有白色的脸、红色的翅膀和金色的身体。

garuḍāsana 可以译为鸟王式，也可以译为鹰式或者金翅鸟式；或是直接用梵文 garuḍāsana 来称呼。

金翅鸟是毗娜达（vinatā）的儿子，母亲是鹰族，是纯粹的鹰。早些时候，他的母亲曾和她的妹妹打赌，结果输给了妹妹迦德卢（kadrū），迦德卢是完全的蛇族。这样鹰族的毗娜达就成了蛇族迦德卢的奴隶，为她所驱使。

等到金翅鸟长大以后，他发誓要救自己的母亲，让她获得自由。他找到迦德卢，迦德卢对他说：“你可以换取你的母亲。依据传统要交赎金，赎金就是去天界取一瓶花蜜。这瓶花蜜可以使人长生不老，让人不朽，花蜜就放在天界之王、神通广大的因陀罗（indra）的宫殿里。”

为救母亲，金翅鸟只能答应。带着母亲的祝福，金翅鸟用一种带有绚丽音阶的第三音程的木槌，击败了帝释天因陀罗；在此之前，还击败了众天神。

之后，他就用嘴叼着、用背驮着花蜜，返回去换母亲的自由。

在返回路上遇到了大神毗湿奴。毗湿奴已经知道整件事，并且对金翅鸟的勇敢、勇猛印象深刻，就决定给他一个恩典。在印度，恩典通常就是被恩典者可以提出一个愿望，恩典者给予满足。“尊敬的毗湿奴，请您赐我成为您的侍者吧！请您允许我做您的坐骑吧！”就这样，金翅鸟请求大神允许自己作为他的坐骑、他的侍者，在他身边为不朽的大神服务。这就是他最大的愿望。

毗湿奴给了这个恩典，让金翅鸟成为他的坐骑。

在印度文化中，如果将作为动物的神排名，第一是象鼻神（ganeśa），他是象头人身的模样，第二是猴神哈努曼（hanumān），第三就是我们今天所说的金翅鸟。金翅鸟的形象在后期还被大乘佛教收编，变成了大鹏金翅鸟，经常伴随在释迦牟尼佛的身边。

金翅鸟，是一个非常锐利的形象，勇敢是其品质。当我们知道了这个故事，再做这个体式时心中似有不同，我们也应该培育勇敢的品质，去做一个勇敢而不是懦弱的人。勇敢的人是稀有的，少见的。

作为瑜伽练习者，我们应该爱护所有生命。

我们要爱护所有的鸟类，愿这些鸟类能够自由地生活，不被打下来，也不被网套住，它们的窝也不被捣毁，让它们能够和我们在一起共同地生活。

我们也要爱护鱼类，不要去伤害它们。

我们要爱护所有的动物，你施予爱给它们，必也会得到它们的爱，如你所施予的一般。

瑜伽体式中的印度大神知多少

印度是一个神明的世界，可见的、不可见的自然界到处都是神明，太阳神、月亮神、风神、火神、山神、树神、河神、海神、象神、猴神，等等。从《吠陀本集》到两大史诗，再到《往世书》，在印度的文化典籍中记录了无数的神明。这是丰富的宝藏，这些故事不仅生动有趣、幽默诙谐、反映真理、透视人生，更重要的是把人类的情感表达得非常充分，直面世界的复杂性，显露出真理的光芒和生命的智慧，以及对智慧的终点——自由解脱的向往。

这里就和大家分享猴神哈努曼的几个故事。

《罗摩衍那》（rāmāyaṇa）是印度两大史诗之一，史诗里的故事在印度家喻户晓，其中的思想观念、生命价值深深地影响着印度的人民。《罗摩衍那》记录了罗摩一生的功绩。

有一位住在楞伽岛的罗刹王——十首王（rāvaṇa），他仰慕罗摩妻子悉多（sītā）的美貌，臣服于她的魅力，可能是难以把控自己的情感，所以就直接把悉多抢走了，抢回了自己的家——楞伽岛。

罗摩也是一位国王，住在印度的中部。当罗摩发现妻子被十首王抢走后，就想办法营救自己的妻子。他带着自己的弟弟和朋友，率领着大军直扑楞伽岛去营救妻子悉多。

其中有一只伟大的猴子名叫哈努曼（hanumān），他忠诚于自己的朋友罗摩，肩负起营救悉多的重任。在罗摩和他的熊猴大军还没有抵达楞伽岛之前，哈努曼自己先到达楞伽岛，搜集敌方情报和寻找悉多被囚禁的地方。

在古印度和楞伽岛之间有一个海峡，它们之间距离最窄的地方也有 60 多公里，哈努曼凭借自己的出身——他是风神之子，以及对罗摩王的信心，纵身一跃就跳过了海峡，飞落在楞伽岛的大地上。经过寻找，终于找到了关押悉多的地方。哈努曼还想在营救悉多之前，教训一下傲慢的罗刹王。他施展幻力把自己的尾巴变得很长，并一圈一圈地缠绕起来。这样，尾巴变成了一个高座，自己就坐在高座上，藐视地看着十首王。

罗刹王当然无法容忍哈努曼对自己的傲慢与侮辱，立即使用神通力将自己的宝座也升高，高过了哈努曼的宝座；

但是，哈努曼的宝座立即也升高，又超过了十首王宝座的高度；十首王则再次升高自己的宝座。但是无论他多么努力，当他宝座的位置刚刚要和哈努曼的宝座齐高时，哈努曼的尾巴就会变长，宝座就会升得更高。

哈努曼总是在高处，嘲笑地看着十首王。被激怒的罗刹王用神通力点燃了哈努曼的尾巴，让他坐在火里，以便烧死他。结果，适得其反，哈努曼不仅没被烧死，还顺利逃脱，并以此为工具，燃烧了整个楞伽岛。罗刹王的宫殿、整个楞伽岛顿时陷入一片火海之中。这就是神猴哈努曼火烧楞伽岛的故事。

哈努曼作为整个印度最为知名的神灵之一，以机敏、速度和对罗摩王的忠诚而闻名于世，最后他协助罗摩王救出悉多。

在完成艰巨任务后，罗摩王问他有什么愿望，他说："我希望能够在您声名传播的日子里一直活着。"这意思是：他想一直听到人们赞扬他的主人罗摩。确实，哈努曼以对罗摩的忠诚而获得永生的奖赏，因为从古到今，人们对罗摩的赞美从未停止过。

哈努曼以忠诚罗摩而在印度家喻户晓，当印度人赞扬一个人诚实、忠诚的时候，他们就会说："你有哈努曼的品格！”这是一个很高的评价。哈努曼忠诚于自己的朋友，忠诚于自己的主人，忠诚于自己的使命、责任，哈努曼就是忠诚的代表。

这个故事对应着一个体式，就是猛烈式（utkaṭāsana），也称为幻椅式。那幻化的椅子就是哈努曼的尾巴。

当你知道了这个故事，再做体式时应该对这个体式会有更好的感悟吧！

哈努曼成为太阳神学生的故事。

有一次，神猴哈努曼走到太阳神（sūrya bhagavān）身边，深深地向他鞠躬，说："尊敬的世尊，请求您接受我作为您的一个谦卑的学生吧！如果您能接受，我就会在知识和智慧方面得到成长。"

太阳神同意了哈努曼的请求，接受他作为自己的学生，说："好，我接受你成为我的学生。但是你不能坐在我的两轮战车中，如果要跟我学习，你必须在两轮战车前学习和阅读经典。"

这战车的速度是极快的，哈努曼要在这样快的战车前学习经典，确实是一个挑战。哈努曼接受了挑战，他就在这飞速行驶的、穿越于天空的两轮战车前学习经典。

就这样，哈努曼精通了许多经典，成为一个博学的猴神。

哈努曼请求老师太阳神接受礼物的故事。

神猴哈努曼完成了在太阳神那里的学习，请求老师太阳神接受他的一个礼物，他说："尊敬的老师，请接受一个谦卑的学生的礼物吧！"这个意思是说：老师请接受我的谦卑，我在这里向您学习了许许多多的知识，我将以我对您的照顾为礼物，请接受吧。如果再说明白一点，就是：老师，我愿意侍奉您，请命令吧！

太阳神说："对你的成就，我感到满意（意思是说，你的成就就是你的礼物，不再需要你给我任何礼物，我已经很满意了）。"

在此，一位老师展现了他应有的品德：不贪求学生的礼物；一位学生尽显了学生的品质：感恩和谦卑。但是，哈努曼还是坚持请老师接受礼物：给予自己一项工作。太阳神只好同意，说："好吧，你就去地界护佑、辅佐我的儿子猴王（sugrīwa）吧。"

猴神哈努曼就来到猴王身边，在猴王身边做大臣。由于这个工作是老师交给的，是老师对自己的恩典、宠幸和祝福，猴神哈努曼做了很多年，尽了一个学生向老师学习后的义务。

在此，我们应该学习臣服和感恩的品质。感恩不仅对老师是好的，对于学生自己更是非常的好。我们应该培育这种品质，让师生之间的关系变得更为宝贵和有价值。

培育是一种训练，但是启动于“了知”。

最著名的瑜伽体式故事是哪个

这个体式的梵文名字叫作vīrabhadrāsana，通常被翻译为“战士式”。练习时一般被分为三个体式，即vīrabhadrāsana 1，vīrabhadrāsana 2，vīrabhadrāsana 3。

vīrabhadra是个人名，直译为“毗罗跋陀罗”，在印度人人知晓，有很多街道都叫vīrabhadra街、vīrabhadra路。

传说在很久很久以前，世界上生活着一个伟大的仙人，名叫达刹（dakṣa），他是梵天的孩子之一。梵天是创造之主，一切都是由他开始的；他（dakṣa）从梵天的右拇指出生。印度的神话就是这样，生孩子不一定需要女人，并且想在哪里生就在哪里生，达刹也叫作生主（prajāpati）。印度还有好几个生主，达刹是生主之王，是人类男性族的族长。达刹生了许多孩子，有许多女儿，其中有27个女儿嫁给了月神，组成了月亮家族的谱系；还有12个女儿嫁给了迦叶波圣者。迦叶波和12位妻子是许多阿修罗、龙族、蛇族、人类和各种生物的父亲，达刹则是他们的外公。

达刹还有一个女儿叫萨蒂，她只爱一个人，那就是湿婆。但是达刹不喜欢湿婆，不希望萨蒂和湿婆在一起生活，他不同意这门婚事。萨蒂和湿婆克服许许多多的困难，终于在一起并结了婚。达刹对此一直耿耿于怀。

有一次，达刹准备举行一次盛大的祭祀。关于这次祭祀，有两种说法，一种说法是说为了羞辱湿婆才举行的，还有一种说法是——只是举行祭祀，但确实没有邀请印度三大神之一的湿婆，也没有邀请女儿萨蒂，却邀请了一些很不出名的小神小仙。

有一天，湿婆和萨蒂在自己家冈仁波齐附近散步时，看见许多小仙去参加祭祀。得知未通知他们时，萨蒂就对湿婆说："我父亲虽然没邀请我们，但我还是要去看看，我想知道父亲为什么这样做。"湿婆说："既然没邀请，就不要去了，去了也是自取其辱。"萨蒂倔强的性格决定了她一定会去，况且萨蒂确实是达刹的女儿，问问父亲"为什么不邀请"也是人之常情。

萨蒂没有听从湿婆的劝导，一意孤行地回到了娘家。

到家后，萨蒂受到姐妹们和母亲的热情接待。她找到父亲，问："父亲，这次祭祀为什么没有邀请我和我的丈夫？他可是伟大的毁灭之神湿婆啊！"

达刹轻蔑地回答："你的丈夫湿婆是一个疯子！他的行为不能让人理解，他以蛇为衣着，全身涂满人的骨灰，生活方式放荡不羁，到处流浪！这样的人，我怎么可能邀请他来参加这伟大的祭祀呢？"

父亲以这样的语言侮辱自己的丈夫，让萨蒂感到羞辱，她无法容忍父亲对丈夫的轻蔑，但作为女儿也无法对父亲给予反驳。就这样，萨蒂在非常愤怒的状态下，纵身投到燃烧的祭火之中。

当湿婆听到萨蒂投身祭火的消息之后，他非常愤怒，迅速从自己的头上拔下一根头发，投掷在地面上。从头发里面生出一个战士——一个残忍而凶暴的战士，名字就是毗罗跋陀罗（vīrabhadra）。

湿婆命令毗罗跋陀罗带领大军捣毁达刹的祭坛。毗罗跋陀罗凭借神通力，带着大军迅速到达祭祀现场，以凶猛和勇力捣毁祭场，战胜了许多大神，战胜了帝释天因陀罗、火神。其中有个圣人叫波利伽，他用神通迅速产生了一个武士，和毗罗跋陀罗打起来。但是没有人能承受毗罗跋陀罗的愤怒，他毁坏了祭祀，杀死了达刹，把达刹的头投入祭火中。

可是，人类不能没有生主。此后，梵天、毗湿奴去湿婆那里请求湿婆宽恕达刹。确实人类不能没有生主，他们请求让生主复活。湿婆满足了这个请求，但达刹的头已投入祭火中烧坏了。命可以恢复，但头的形态已被毁坏，不得已只能用一个羊头来代替。所以，此后达刹就是羊头人身的形象了。而湿婆则只能抱着萨蒂残余的尸体，陷入深深的痛苦之中。

萨蒂投火以后，被祭火所烧的身体，撒落在印度大地上，每一个撒落的地方都是圣地，萨蒂之火是神圣之火。在印度，人们相信人死了，用这种火来火化身体便可以去往天国。在瓦拉纳西就有萨蒂留下的火种。这就是许多印度人去瓦拉纳西等待死亡，并于此火化的原因。

这就是毗罗跋陀罗的故事。毗罗跋陀罗是湿婆的愤怒面相，是勇猛的战士。而人人都应该有勇猛的战士这种面相。

瑜伽经典中怎样定义和描述体式

这里所说的经典，主要包括两个部分，一部分是印度古代思想的通用经典，另一部分则是专门讨论瑜伽的经典。通用经典和瑜伽经典并非毫无关系，相反它们的关系非常密切，通用经典中的伟大思想衍生出了瑜伽哲学、瑜伽的修行法。所有的瑜伽经典中精深的思想学说和实践方法，也都可以在通用的经典中找到它们的最初形态。正是因为想实现通用经典中要达到的伟大境界，才产生了瑜伽，我们是通过瑜伽这门具体的行法、技术，来实践、落实那些学说和思想的。

根据考古发现，早在印度河文明时期就已经有了一些瑜伽体式法和契合法的雕刻造型，说明那时候瑜伽的练习法已经很成熟了。

在印度的通用经典里，“体式”的名字首次出现在《奥义书》里。《奥义书》有新奥义书和老奥义书之分，在诸多《奥义书》中公认比较古老的有九部，其中的《白骡奥义书》

就记录了很多有关瑜伽的知识；而另一部古老的奥义书《弥勒奥义书》，则把瑜伽分为六支，即：呼吸法、感官收摄、专注、冥想、明辨、三摩地，这应该是对瑜伽修行次第的第一次记录。这为帕坦伽利后来在《瑜伽经》里提出的“八支法”奠定了基础，八支法中加入了“体式”、“制戒”和“内制”，就更加完善了；而去除了“明辨”则变得更加科学。

在古典主义瑜伽的核心经典《瑜伽经》中，帕坦伽利给出了三条修行路径，其中最为人们所熟悉的就是“八支瑜伽（aṣṭaṅga yoga）”。在这里，体式成为练习瑜伽道路上的一支，这一支是作为修行之路的基础而被规划的。帕坦伽利在谈到体式时用了三句经文：

sthirasukhamāsanam

稳定舒适是体式。

稳定和舒适是体式的核心，稳定和舒适就是体式。这是体式的定义。体式的标准是稳定和舒适，有了稳定和舒适，才有条件练习呼吸法和冥想，这是由于呼吸法和冥想都要求我们保持一个姿势比较长的时间。如果身体没有被驯服，那确实是无法开展这些练习的。

这里说明了体式的作用，它是为下一阶段练习服务的。现代人把体式当作体育锻炼，忽视了体式的阶段性价值。

显而易见，对于瑜伽的至高目标而言，只停留在此是毫无意义的。

prayatnaśaithilyānantasamāpattibhyām

通过松动努力进入等持。

这是稳定和舒适的路径。只有努力消失，只有触及无限，没有了限制，才可以达到真正的稳定和舒适。只要还有那种努力、那种有限的对立状态，就无法达到真正的稳定和舒适。

tato dvandvānabhighātaḥ

因此不受二者的阻碍。

这就是体式的最高境界，这是一种完全的无限状态，不受对立为基本样式的世界羁绊。体式由此进入精神世界，因为这种状态不是由有难度系数的姿势构成，更不是表面上的表演主义；它是一种内在的精神状态，因为只有超越了身体的局限，精神才得以伸展开来。

是的，帕坦伽利只是给了一个体式练习的轮廓，一个模糊的模样。他并没有提出任何一个具体的体式，圣者毗耶娑给的注释中提到了一些体式，那些体式基本都是冥想体式。由此可见，帕坦伽利的瑜伽是以冥想为主导、为目的、为始终的。

哈他瑜伽的历史自然十分古老，但形成派别最早也要到 10 世纪。哈他瑜伽最重要的训练是体式法、呼吸法和契合法。哈他瑜伽经典中列出了许多体式的名称和极为详细的说明，例如《哈他瑜伽之光》中记录了 15 个体式，《格兰达本集》中记录了 32 个体式，《湿婆本集》中是 84 个。这时候的体式开始强调治愈身体的新功能，因为哈他瑜伽就是以身体为基石的。如果连最基本的治疗都没有，而去谈什么净化，岂不就是笑话了。只不过古代瑜伽士的身体观和我们今天确实是不同的。

总之，体式练习距离经典越近，利益就越大。

瑜伽体式和呼吸的关系是什么

体式和呼吸的关系，或许用一句话就可以概括：“一个体式真正的价值是身体、呼吸和意识完美结合如一。”

是的，我们要让这三者在一个体式中结合如一，体式的过程即是动作、呼吸、意识的一致性。然而这样说其实也有漏洞，因为在瑜伽中，呼吸也是身体，它被称为“呼吸身”，是比我们的肉身更为精致的身体，虽然都是身体，它们之间是有精微和粗糙的差别的。

若是人没有了呼吸，呼吸身离开了肉身，那这个人就等于死了。所以，我经常说体式练习是肉身、呼吸身和意识身这三种身体的练习，而绝非只是肉身的运动；肉身运动，那只是看起来的样子，那是表象。对生命和世界有微妙洞见的人都知道，世界绝非看起来的样子，停留在肤浅的现象界的结果就是肤浅的生命。

在此，向内的探索、由外及里的深入，至关重要。具体到瑜伽体式中，就是呼吸和体式动作的完美结合，两者的关系如一则是最高境界，这就是体式的奥秘了。两者的结合可以启动意识身，就是说意识身只有通过肉身和呼吸身的结合才能得以开展，而意识身的启动则直接导致完成瑜伽的根本目的。那瑜伽的根本目的是什么？瑜伽的根本目的就是“净化”，净化就是燃烧，燃烧掉杂质；去除了意识中的杂质，那内在的能量趋势就偏向于更好的方向。如同灯油被去除了杂质，油灯的燃烧就更加稳定而明亮。

不正确的动作、错误的呼吸习惯会影响身体健康，阻碍内在生命能量的流动。在练习体式的时候，必须以呼吸引领每一个动作，用呼吸启动动作，这就是呼吸和体式结合的关键。

想要做到这一点，首先必须注意你的呼吸，如果不专注呼吸，我们很难觉察到呼吸，因为呼吸是自主运动。有意识地去呼气和吸气，注意到呼吸和动作的结合，找到自然的结合。自然呼吸模式变成了有意识的呼吸，这意味着加强了自然呼吸中的呼吸深度。

缓慢的呼吸、深长的呼吸，则是呼吸方式改变的要素。警觉每一个动作，不要漫不经心地呼吸，身体伸展时吸气、收缩时呼气，用呼吸启动动作，终有一天，呼吸和动作的结合变成完美的自然模式。若不如此，这动作就是机械性的，机械动作是不能被称为瑜伽体式的。

充足的呼吸，让每一个呼吸完整；完整的呼吸，才是一次有效的呼吸。有效的呼吸会启动横膈膜，按摩整个内脏；有效的呼吸，将拉伸脊柱、伸展背部，而这对人的健康至关重要。所以说，体式法练习的目的之一就是要让呼吸质量得以提升。

无论能做看起来多么高难的动作体式，如果你不能把动作、呼吸和意识结合，如果你不能专注在动作和呼吸的结合上，不能完全地沉浸在当下的觉知中，那一定不是瑜伽练习。

瑜伽呼吸和日常呼吸的不同

在讨论瑜伽呼吸之前，让我们先了解一些呼吸的基础知识、一些常识性的知识。生活中，我们总是因为缺少基础的知识而做出错误的抉择，这些知识至关重要，知道了呼吸运作的基本原理，才会知道如何改善呼吸。

呼吸系统

西方医学把人的呼吸作为一个系统来看待，呼吸系统可以完成人体和外界空气的气体交换，这个系统是由一系列器官组成的，其中有上下呼吸道、肺等。上呼吸道包括鼻、咽、喉，下呼吸道包括气管和支气管，肺是最重要的呼吸器官，是人体进行气体交换的场所，可以称它为“换气大厅”。

呼吸运动

呼吸，简单地说就是吸入氧气并排出二氧化碳。当人体吸气时，横膈膜和肋间肌收缩，胸腔扩张；呼气时，横膈膜下降，胸腔内负压减少，这个过程称为呼吸运动。这时外界含有氧气的空气进入肺泡内，氧气进入毛细血管，毛细血管内的二氧化碳进入肺泡，这是一个交换过程，氧气进入，二氧化碳排出，吸气完成。呼气时，横膈膜和肋间肌松弛，胸廓回收，二氧化碳通过气管排出体外。这样就是一次呼吸，人体依靠呼吸进行气体交换，完成新陈代谢，维系生命。

一次呼吸过程

人的整个呼吸过程分为三个部分：

第一个是外呼吸。这里包括两个：一是呼吸器官的通气活动，二是换气活动。通气活动是肺泡和外界空气的活动；换气活动是肺泡和肺泡上的毛细血管进行的气体交换，就是氧气和二氧化碳的交换。

第二个是气体运输。运输工具是人体中的血液，它好像河流一样，把氧气运送到各个组织，把二氧化碳运送到呼吸器官。

第三个是内呼吸。就是组织之间的换气，组织内部的毛细血管和细胞的气体交换。

可见，呼吸的整个过程就是通气过程、肺泡内的气体交换，然后是血液运输，最后是组织里的气体交换。

呼吸的作用

人为什么需要呼吸？这主要是因为构成人体的细胞都需要氧气，其中脑细胞对氧气的需求最为迫切，缺氧会最先伤害大脑。有了氧气，就可以进行细胞呼吸，物质通过在细胞中的氧化分解，转化为能量，提供给整个身体。人类大约有 60 兆个细胞，用来维持身体的能量供给。

不正确的呼吸

呼吸是自主运动，在日常生活中如果你不主动关注它，是无法察觉到呼吸的。正因如此，很多人意识不到自己不正确的呼吸方式，许多成年人的呼吸方式都是不对的。

由于现代人缺少运动，带来呼吸浅、短的问题，这种呼吸的单次换气量太小，导致二氧化碳聚集，脑部缺氧。这是第一个不正确的呼吸。

第二个就是习惯用口呼吸。口呼吸和鼻呼吸，比较而言，鼻呼吸无疑是更好的。鼻腔中有鼻毛，可以阻挡空气中的灰尘，保障了吸入的是干净的空气，而口腔里则没有这套净化系统。另外，鼻腔内还有将空气加热的系统，加热后的空气更适合人体需要；同样，口腔里也没有这种系统，口呼吸会让咽喉干燥、不适，甚至有产生呼吸道疾病的可能。

第三就是无意识屏息。这主要是生活压力带来的紧张和焦虑的表现，长期屏息会给身体造成巨大伤害，最好的解决途径就是冥想练习和瑜伽呼吸法练习。

朋友们，当交代了呼吸的基本运作原理和常见的三种不正确的呼吸后，我们就来说说瑜伽呼吸。瑜伽呼吸，是指在体式中有意识的自然呼吸和瑜伽八支中的第四支，也就是哈他瑜伽极为重视的“呼吸控制法”中的呼吸。“呼吸控制法”是一种为了达到某种目的而受到控制的呼吸方式。

体式中的自然呼吸和我们日常中的呼吸，最大的区别就是日常的呼吸是无意识的，而有意识的、有觉知的呼吸可以把呼吸带得很深，让一次呼吸非常完整，也十分充分。深呼吸的利益就太多了，它可以加大肺部弹性，预防高血压和呼吸系统疾病，可以有效地调节、缓和人的紧张情绪，可以使人放松，甚至可以延缓衰老、延长寿命。

当在体式练习获得平静后，我们的呼吸自然会非常深入和有节奏，这既是平静的结果也是平静的原因。

请记住，瑜伽科学认为，导致身体运动的根本原因是风能量，也就是具体而言的呼吸。若是人失去了呼吸，失去了风能量，我们就失去了生命，那被称为死人的就是失去呼吸者。所以要重视呼吸，并从科学的角度把呼吸调整到最佳状态。你可以通过深入体式，运用哈他瑜伽传统的呼吸控制法或者进行冥想练习来完成这个调整。

呼吸是如何影响意识的

呼吸和意识的关系，在很早以前就引起了古代瑜伽士和修行者的注意。哈他瑜伽经典《哈他瑜伽之光》的第二章第 2 颂是这样描述呼吸与意识的关系的。

cale vāte calaṃ cittaṃ niścale niścalaṃ bhavet

yogī sthāṇutvamāpnoti tato vāyuṃ nirodhayet

“呼吸不稳，则意识不稳，呼吸稳定，则意识稳定。

瑜伽士要获得意识稳定，需要让风止息。”

这句话说明意识和呼吸之间是有关系的。什么关系呢？就是意识和呼吸之间是相互影响的，“呼吸不稳定，意识就不稳定”。如果一个人心烦意乱，那么他的呼吸就是不稳定的；如果你很生气，你的呼吸就会很急促。“呼吸稳定，意识稳定”，稳定的呼吸可以带来心意的平静。换言之，一个心意平静的人，呼吸一定也是稳定的。

综上所述，呼吸的稳定和不稳定，决定了意识的稳定和不稳定；反过来说，只要你的意识稳定，你的呼吸也一定是稳定的。

这里，至少提供了两种稳定意识、获得平静的方法：一种是通过冥想练习，让我们意识稳定，稳定的意识状态，呼吸自然是稳定的。另一种是通过瑜伽呼吸法的练习控制呼吸，获得稳定的呼吸，从而使意识变得稳定。

那么意识是什么？意识就是你的心意，它大于你的思想、你的头脑，意识是包含了头脑和思想的。那为什么需要稳定的意识？这么说吧，疯子的意识是最不稳定的，而圣人就是指拥有稳定意识的人。提高意识就是提高心的品质，经过一定训练，你会获得稳定的心。稳定的心没有恐惧，不会忧伤，少有波动，十分平静。不稳定的意识会带来什么？《哈他瑜伽之光》第二章第 17 颂是这样说的：

hikkā śvāsaśca kāsaśca śiraḥkarṇākṣivedanāḥ

bhavanti vividhā rogāḥ pavanasya prakopataḥ

“由于呼吸失衡，打嗝、咳嗽、头痛、耳痛、眼痛各种染污产生。”

另外，在最重要的瑜伽圣典《瑜伽经》（yoga sūtram）中是这样描述的：

vyādhi styāna saṃśaya pramāda ālasya avirati bhrāntidarśana alabdhabhūmikatva anavasthitatvāni cittavikṣepāste'ntarāyāḥ

“疾病、昏沉、疑惑、懈怠、懒散、沉溺、谬见、无状态、不稳定，这些心的散乱是障碍。”

在这里，帕坦伽利说明了不稳定的心的九种状态，特别是前面的几个：疾病，身心失去平衡；昏沉，无能为力；疑惑，对事物的游移；懈怠，无法进入；懒散就是没有行动的力量，身心沉重。如果提高了心的品质，这些情况都会有非常大的改善。如果不培育心的品质，不去改变，那么随之而来的一定是：

duḥkha daurmanasyāṅgamejayatva śvāsa praśvāsā vikṣepa sahabhuvaḥ

“痛苦、忧愁、肢体颤抖，吸气、呼气伴随烦乱。”

什么是痛苦？痛苦是对侵害的保护。什么是忧愁？挫折后的烦恼。另外摇动与颤抖，呼吸的不稳定，必然伴随着心的不稳定。

通过《哈他瑜伽之光》《瑜伽经》两部经典，我们就明白了呼吸和意识的关系。

最常用的瑜伽呼吸法练习

首先我们要解决的是，什么是瑜伽中的呼吸法？

瑜伽呼吸法也可以称为调息法，梵文名字是 prāṇāyāma，这是由两个单词构成的：第一个是 prāṇa，第二个是 ayāma；prāṇa 的意思是生命气，ayāma 有延展的意思。所以 prāṇāyāma 的含义就是延展生命气，这意思就是主动地去控制生命能量。所以瑜伽的呼吸不仅仅是简单的呼吸练习，其本质是提高生命能量的练习。从这个高度来看待瑜伽呼吸法，才是适当的。

对于生命的能量，需要激活、控制、疏导、调节、净化，实质就是主动地去控制我们的生命。

呼吸控制法的目的

就对呼吸控制法的重视程度和记载的详细程度而言，哈他瑜伽无疑是最为卓著的。其他哈他著作先不提，就说最为流行的两本：《哈他瑜伽之光》和《格兰达本集》，它们都用了大量篇幅来记录呼吸法。《哈他瑜伽之光》第二章第 78 颂、《格兰达本集》第五章第 96 颂，都对呼吸法进行了极为详细的讲解。

在《哈他瑜伽之光》中，作者清晰地指出了我们为什么要练习呼吸法以及它的根本目的所在，在第二章第 3 颂中说：

yāvadvāyuḥ sthito dehe tāvajjīvanamucyate

maraṇaṃ tasya niṣkrāntistato vāyuṃ nirodhayet

“只要还有呼吸在，那么生命就没有离去，死亡就是呼吸离开，因而呼吸需要控制。因为呼吸就是生命，所以我们要练习控制这个风，这个呼吸。”

接下来的三颂，进一步表达了由于经脉中充满杂质，能量不能进入中脉就无法获得三摩地。只有当经脉中的杂质得到净化以后，瑜伽士才能控制能量，中脉也得到了净化，获得三摩地成为可能。

需要说明的是，呼吸控制法的功能原理是基于印度的身体观。印度人认为身体从精微到粗糙可以分为五层：喜乐体（ānandamaya kośa）、智慧体（vijñānamaya kośa）、能量体（prāṇamaya kośa）、精神体（manomaya kośa）和肉体（annamaya kośa）；从能量在身体运行的部位又可以分为五个，由上到下分别是：上行气（prāṇa）、下行气（apāna）、遍行气（vyāna）、上升气（udāna）、平行气（samāna）。另外，人体内部遍布着如河流般的经脉，据说一共有 72000 条之多。这些是生命能量的通道，它们把能量散布到身体各处。经脉需要净化，只有这样能量才可以流入到这些经脉中最重要的一条——“中脉”里。能量流入到中脉，才会获得真正的瑜伽成就。哈他瑜伽的成就是无法脱离中脉而讨论的，这是哈他瑜伽的要点。与此同时，也突显出哈他瑜伽中呼吸法的特别的重要性。

当然，在古典主义瑜伽的经典之作《瑜伽经》中，呼吸法作为瑜伽八支法的一支，帕坦伽利用五句经文加以说明，说明虽然简略，但重点都已得到彰显。在此，具体的经文就不一一列举了。

瑜伽呼吸法的技巧

瑜伽呼吸法的技巧是吸气（pūraka）、呼气（rechaka）、住气（kumbhaka），住气法还可以分为连接住气法（sahita kumbhaka）和自发住气法（kevala kumbhaka）。自发住气法是呼吸法练习的高处，是可以获得三摩地等瑜伽成就的。

六种净化法和八种住气法

在练习瑜伽呼吸法之前，一些身体肥胖或多粘液的人需要先练习一些净化法。虽然瑜伽的练习都可以称为净化，但这里特指对身体六个部位的净化，在此将六种净化法和八种住气法的名称展示如下。

（1）六种净化法：

① 上腹腔清洁法（dhauti）

② 大肠清洁法（basti）

③ 鼻子清洁法（neti）

④ 一点凝视法（trāṭaka）

⑤ 腹腔清洁法（nauli）

⑥ 头颅清洁法（kapālabhāti）

（2）常用的八个住气法：

① 太阳脉住气法（sūrya bhedana）

② 喉式住气法（ujjāyī）

③ 嘶音住气法（sītkārī）

④ 清凉住气法（sītalī）

⑤ 风箱式住气法（bhastrikā）

⑥ 嗡声住气法（bhrāmarī）

⑦ 眩晕住气法（mūrcchā）

⑧ 漂浮住气法（plāvinī）

最后，还是要强调，瑜伽呼吸法是精微的生命知识，学习它还需来到老师面前。

瑜伽呼吸法练习的注意事项和基本原则

本文中描述的注意事项是练习瑜伽呼吸法的总原则，具体到某一个呼吸法和清洁法的练习都还有一些特殊要求，譬如：坐姿、禁忌和功效，哪种人不能练习等等，这都需要专业老师的具体指导。

瑜伽呼吸法的好处，总结下来应该有这三个方面

（1）瑜伽呼吸法与健康的关系

呼吸法是立足于自身来了解宇宙的科学。呼吸可以直接影响健康，我们可以从活动中着手，来改变健康状况。人有两种活动：内在的心理活动和外在的日常活动，而养成良好的生活方式就可以二者兼顾。

什么是生活方式？工作、饮食、睡觉、性行为等，这些日常的行为习惯、作息安排就是生活方式，其中包含了时间管理、健康管理，甚至是财务管理等等。不好的生活方式会阻碍生命能量的运行，导致能量紊乱，打破平衡，

引发疾病。

另外，情绪、思想也深刻地影响生命能量的运行。我们可以通过瑜伽呼吸法来控制情绪，练习瑜伽呼吸法可以增强能量和平衡能量，把不平衡的能量调整到平衡，从而改善身体状况，回到最佳状态，甚至超越常人的生命能量的极限。

（2）瑜伽呼吸法与寿命

正常人每分钟呼吸约 15 次，每天呼吸约 21600 次，通过呼吸燃烧氧气和葡萄糖，从而给身体活动提供能量。由此可以看出，如果你能缓慢而又深长地呼吸，就会延缓衰老，甚至延长我们的寿命。缓慢地呼吸对心脏更有帮助，更利于心脏的健康。

（3）瑜伽呼吸法与精神训练

对于修行者而言，瑜伽呼吸法可以控制生命能量的流动，从而可以控制思想。《瑜伽经》的注释者毗耶娑仙人说的话就告诉了我们呼吸法在瑜伽练习中的重要性，他说："练习呼吸法就是最伟大的苦行。"

瑜伽呼吸法的练习原则和注意事项

（1）练习时间：可以早晨练习或晚上练习，在睡前练习也是很好的。每天应该在固定的时间内练习，这样效果更好，进步最快，有规律地练习，会让练习变得更有力量。

（2）练习地点：不要选择在炙热的阳光下、寒冷的地方、风口处练习，反对在空调房做任何瑜伽练习，尤其不适合做呼吸法练习。理想的练习地点应是具有安静、干净和通风三个要素，另外，在你感到安全舒适的地点练习也是很重要的。

（3）练习前的清洁：每次练习前需要清洁身体，可以洗澡或者洗脸，至少也要做手部的清洁。练习前还需要清理鼻孔，让鼻孔保持干净和畅通。

（4）练习着装：应选择舒适宽松的衣服，柔软和自然的棉麻布料是最为理想的。请尽量不要佩戴装饰物练习，包括手表；请不要涂抹味道浓重的化妆品，它会影响练习的平静度。

（5）练习的坐姿：需要找到适合你的姿势，你可以坐在椅子上练习或坐在地上练习。传统的练习都是坐在地上的，但这并不是必需的。经典里称，至善坐姿和莲花坐姿——永远都是最好的练习坐姿；但请记住，这并不是唯一的呼吸法坐姿。

（6）练习顺序：适当的体位法练习有益于呼吸法练习，

但这并不是绝对必要的。有一种说法是，必须要练好体式后方可练习呼吸法，其实并非如此，这是因人而异的，也就是说练习呼吸法前并不一定要练习体位法。但当这两者都需要练习时，应该先进行体位法的练习；在体位法练习结束后，应做适当的休息，再进行呼吸法的练习。若是还要安排冥想练习，则应放在呼吸法练习之后。

（7）练习的强度：要循序渐进的练习，不要急于求成；要慢慢地有规律地练习，不要勉强自己，做适合自己现阶段能力的练习。 如果不想练习就不必坚持练习。在《哈他瑜伽之光》中有一颂就专门告诉我们应该怎样练习，即第二章第 15 颂：

yathā siṃho gajo vyāghro bhavedvaśyaḥ śanaiḥ śanaiḥ

tathaiva sevito vāyuranyathā hanti sādhakam

如调教狮子、老虎和大象，我们需要慢慢地慢慢地进入，呼吸法也应像这样，不然就会伤害到练习者自身。

（8）食物：除了一般性的瑜伽饮食建议以外，特别的地方就是在最初的呼吸法练习阶段，可以适当地食用奶制品和酥油，这是写在哈他经典里的建议。另外饭后至少 2 小时内不应该练习呼吸法，饭后 3 小时则是练习的黄金时间。

（9）女性：处在生理期的女性需要在老师指导下练习；孕妇适合部分呼吸法练习，但需要专业老师指导；瑜伽呼吸法对更年期女性有很大的帮助。

（10）病人：很多呼吸法不适合某类病人练习，需要在课前提前和老师沟通。但也有一些呼吸法适合包括病人在内的任何人练习，它们可以有效地帮助身体康复。

（11）专业老师指导：无论如何都需要专业的老师，这是所有注意事项中最为重要的。

（12）特别提醒：如果在练习中产生不适，必须马上停止。初学者禁止做屏息练习；没有老师的指导，禁止做屏息练习。关于呼吸的比例问题，需要老师来设定。

最后，送上《哈他瑜伽之光》的第二章第 16 颂：

prāṇāyāmena yuktena sarvarogakṣayo bhavet

ayuktābhyāsayogena sarvarogasamudbhavaḥ

正确的呼吸法练习可以消除所有疾病，

不正确的呼吸法练习可以引发所有疾病。

瑜伽呼吸法和冥想观呼吸的区别

“瑜伽呼吸法和冥想观呼吸的区别”，这不是一个普遍的问题，这个话题需在一定前提下才能提及，就是你已经在练习瑜伽呼吸法，同时也接触了冥想练习中的“观呼吸”的方法。

之所以讨论这个话题，主要有两个原因：第一，如果你知道它们二者的区别，就等于完全明白了什么是瑜伽呼吸法，这相当于是一个测试。第二，就是在冥想教学中，我经常使用“观呼吸”这个方法，因此我的学生常有这样的疑问。

关于瑜伽呼吸法，前面已经进行描述。在此，简单介绍一下“观呼吸”，以便提供比较的必备知识。其实，称其为“观呼吸”并不十分准确，称为“觉知呼吸”更恰当，古代经典称为“入出息念（ānapānasati）”，就是“觉知你的出息和入息”。这是一个非常高级的冥想练习法，它适合所有人。要知道，并不是所有的冥想方法都适合所有人；

它看起来好似很容易，但想要获得它的成就，这是极不容易的。它可以作为入门方法进行练习，但其实它是我们一生的功课，一生都要坚持练习，才会有真的收获。不要把冥想看作知识，知识是头脑的工作，冥想开启灵性；知识是可以学完的，冥想则层层深入，没有止境。

事实上，在冥想教学中，我发现很多人即使练习了很久的“入出息念”，也不明白自己在练习什么，这实在有些令人遗憾。现在就试着用最简单的话告诉大家入出息念的核心要旨。入出息念的重点就在这个“念”字上，“念”可以解释为“觉知”，但它不等于觉知。觉知什么呢？觉知你鼻子下方的入息和出息。入出息念，就是通过觉知入出息，来培育、开展觉知的练习。

知道了入出息念，现在我们就来说说瑜伽呼吸法和入出息念的异同。

入出息念是冥想练习，属于瑜伽八支中的第七支。瑜伽呼吸法不是冥想练习，属于瑜伽八支中的第四支。

瑜伽呼吸法的最大特点是主动控制呼吸，至少在初始阶段是这样的。而入出息念的练习，则是觉知呼吸，觉知意味着旁观、不参与、不介入，是冷静客观的观察者。

二者的共同特点则是它们都是很高级的练习法，需要老师的指导和学生虔诚的练习。

体式和呼吸法在整个瑜伽中都是非常重要的，也是现代人最为熟悉的瑜伽部分。

在瑜伽练习中如何看待这两项内容十分重要。把它看作是一种“体育运动方式”，或看作是“自我精神训练的一部分”，那是完全不一样的。这背后的逻辑是，你是在练习肉体，还是在做精神训练？精神训练包含身体锻炼，但是肉体锻炼是难以触及精神层面的。若看作精神训练，你一定清楚这体式法和呼吸法是瑜伽八支中的一部分，这是整体训练中的一部分、一个阶段。若只看作肉体锻炼，那你不会做如此思考的。

当然，把瑜伽视为单纯的体育锻炼也是可以的，但那是遗憾的，因为你错过了瑜伽最有价值的部分，瑜伽的本质就是精神训练，是提高你的意识高度的练习。

话说回来，选择作为精神训练的瑜伽还是作为体育锻炼的瑜伽，因素有很多，譬如你接触的老师、社会人文的环境，甚至是年龄、健康状况和经历，都会影响你的选择。

愿你们能得遇善知识，能够触及瑜伽的精华，启动生命真正成长的按钮。

इ

第三章

瑜伽是一种独特的生活方式

《薄伽梵歌》是一部哲理诗，一个对话录，是老师和学生的一个对话集，是好朋友之间在遇到人生困境时的讨论，只是这讨论的内容过于深刻，而回答者又无所不知，这讨论已经超越了泛泛之论而成为教导了，其实质是一个困惑者对全知者的问道录。

瑜伽的生活方式是什么

说到生活方式，在这里主要是指你个人日常的衣食住行。人类的生活方式有很多，当游走在不同国家和地区，你就会看到完全不同的、甚至是你完全不能理解的生活方式。允许与接纳不同地区、不同民族和不同宗教信仰的人的各种生活方式的人，是有见识的人。这样的人越多，世界就会越美好。

抛开地区、民族、宗教这些大的影响生活方式的因素，具体到每个个体，个人的生活方式主要受家庭的生活方式影响，家庭的社会阶层、经济状况、教育水平直接影响我们的生活方式。虽然这些大小环境都非常深刻地影响着我们，但是，我们确实也是可以改变自己的生活方式的。这就是人的伟大之处，伟大就在于你可以重塑自己。当然构建新生活是非常艰难的，改变何其艰难！所以对大多数人而言，一生其实都少有真正的成长。真正的成长是内在的成长，而不是那些外在的拥有和获得。但确实人人又都会有改造自己的冲动，这种冲动甚至连自己也浑然不知，而待有人启迪。

瑜伽人确实有自己的生活方式，生活的许多方面也是有别于他人的。请注意，这里瑜伽人的定义是指向往内在成长，追求终极的平静和自由，想要成为一个慈悲的利他者。瑜伽人在这里等同于修行者。瑜伽确实是一种修行，否则它的独特价值又在哪里呢？

在古印度，修行者大致分为这样几类：

第一种是婆罗门。古代印度把人分成了四个种姓，种姓最早或许指的是人的品质，后来被固定为出身了。我们反对以出身来确定种姓，但也必须承认：人确实因品行不同而不同。婆罗门，其本质就是指那些热爱知识、仰慕真理、自律、少欲的人，他们有家庭，在俗世中生活，主要从事向大众传授知识以及抚慰心灵的工作。他们在人生不同时期遵从不同的生活职责，他们娶妻生子，完成家庭法和宗族法后，大约在 50 岁左右，进入森林中隐居，全力修行。婆罗门中的佼佼者，被称为圣者，他们是知识、品行和能力的代表。

第二种是沙门。沙门最大的外在特征是剔除了须发（头发、眉毛和胡子）。以这种外在的行动来表达他们的意志，其实质是弃绝俗世、弃绝美好，所以又被称为弃绝者。一般他们都会围绕着某位大沙门形成修行团体，耆那教的大雄和佛教的乔达摩以及婆罗门教的商羯罗都是大沙门，只不过因他们对宇宙人生见解不同而各自组建团体。沙门和婆罗门不同：一个是有家庭的在家者，另一个是弃绝世间生活的离家出家者；一个是以传授知识而生活者，另一个则完全依靠乞食而活；一个信仰吠陀，另一个则未必如此；沙门是由多种姓参与的，不像婆罗门有出身的限制。他们的生活方式有种种不同，但相同点是都追求真理、向往知识。

第三种是瑜伽士。相对于婆罗门和沙门，似乎瑜伽士的社会来源更广泛，任何种姓、职业的人都可以成为瑜伽士。他们一部分人组建家庭，通常家庭成员也都来自所归属的修行团体，另一部分则奉行单身生活，独自住在深山密林之中。他们的传统和沙门、婆罗门的是不同的，他们是灵性的炼金师，是一群想通过身体来完成生命伟大转变的探索者。

以上我们介绍了印度传统的几种修行者和他们生活方式的基本特点。接下来，再具体介绍一下瑜伽士的生活方式和他们为什么会这样生活。

现在，让我们去寻找一下经典中所讨论的瑜伽士的生活方式吧。也许有人会问，你为什么总是去经典中寻找？

那不在经典里面寻找，又去哪里寻找呢？还有比经典更可信和更安全的知识吗？

生活目标决定了生活方式，其实你无须知道你应该怎样生活、以什么样的方式生活，你只要明确、非常明确你的生活目标，那生活方式就自然呈现出来了。难的就是生活目标的明确，人们通常在此徘徊一生。

在《薄伽梵歌》中，克里希纳教授阿周那的其实就是生活方式，生活方式是基于对世界的认知而采取的行动原则的体现。他告诉阿周那，有两种人生道路，神性的和魔性的，这教导像珍珠一样撒落在《薄伽梵歌》的第十六章中。

具有神性的人的品质是这样的：

śrībhagavān uvāca

abhayaṃ sattvasaṃśuddhir jñānayogavyavasthitiḥ

dānaṃ damaś ca yajñaś ca svādhyāyas tapa ārjavam

ahiṃsā satyam akrodhas tyāgaḥ śāntir apaiśunam

dayā bhūteṣv aloluptvaṃ mārdavaṃ hrīr acāpalam

tejaḥ kṣamā dhṛtiḥ śaucam adroho nātimānitā

bhavanti saṃpadaṃ daivīm abhijātasya bhārata

吉祥薄伽梵说

无畏，心地纯洁，

坚持智慧瑜伽，

布施，自制，祭祀，

诵习，苦行，正直，

非暴力，诚实，不发怒，

弃绝，平静，不诽谤，

怜悯众生，不贪婪，

慈爱，知耻，不浮躁，

精力充沛，宽容，坚定，

纯洁，无恶意，不骄慢，

阿周那啊！这些属于

生来具有神性的人。

这就是 26 个神性品质。

另外《薄伽梵歌》还强调了三性中的善性信仰，这是有别于忧性和暗性的信仰者的神性人生，以及指出弃绝者所放弃的都是什么。

《瑜伽经》中同《薄伽梵歌》强调的一样，净化者要以三性为根基，在元素、五知根和五作根[1]等特殊方面上对

---

1 三性，数论哲学中原质的三种属性，此三种性质的变化产生了物质世界。元素，在此特指五大元素：地、水、火、风、空。五知根，指眼、耳、鼻、舌、身。五作根，指口、手、足、肛门、生殖器。

有性质者[1]的性质、特征和状况做出努力，不断地制造新的行为痕迹，通过新痕迹取代旧有的行为痕迹，擦拭、清洗、净化，直到抑制之流相续，从而覆盖、吞没其他的活跃趋势，甚至摧毁整个业的运作，达到铲除无明而智慧遍满。

斯瓦特玛拉玛在《哈他瑜伽之光》中对瑜伽士的生活的描述是具体而甜美的。他是这样说的：哈他瑜伽士应该在善国君所治下的正法之地建造一个修行小屋。小屋不被水火等侵扰，屋门要小，屋子高矮宽窄适中；小屋的室内四壁涂抹牛粪，来防范蚊虫招扰，屋外要有水井、祭坛、遮阳篷和一个围墙。像这样的安全宁静清洁之所，是古代瑜伽士所追求的。有了这个小屋，再有一位慈悲、渊博、善巧的老师，那修行之路就可以实现了。

若是能够独处修习或者处于修行社团中，自然会养成很好的修行生活习惯。但对于大多数现代人来说，若想仿效古代瑜伽士的生活，则是困难的。

那对于现代瑜伽士来说，我们应该怎样生活呢？我想更多的应该是在瑜伽目标不变以及对修行者身份认同的前

1 有性质者，具有性质、特征、状况的被称为有性质者。

提下，践行经典中规定的行为准则和合理安排日常瑜伽练习，进而养成一种现代瑜伽士的生活方式。在我看来，人人都应该成为瑜伽士。成为瑜伽士或走在成为瑜伽士的路上，才是对的。

瑜伽人有哪些行为准则

前文中我们谈到“瑜伽人的定义”，“瑜伽人是指向往内在成长，追求终极的平静和自由的人，是一个向善而生者，一个慈悲的利他者”。简而言之，瑜伽人等同于修行者。这是说，你是不是瑜伽老师，是不是瑜伽从业者，完全不重要，这无关乎你的职业，修行者不是一个外在的身份，而是内在生命的认同。我们讨论的“行为准则”就是建立在这个认同之上的，有了这个认同，行为准则就有的放矢了。

但是要谈“行为准则”，我们要先知道“行为”的基本含义。行为，一般解释是指举止行动，是受思想支配而表现出来的外在活动。我想这应该特指的是人的活动，虽说人是动物，很多活动和动物一样是本能活动；但人和动物毕竟是不同的，一个大猩猩能使用几件工具就可以引起世界哗然，马戏团里一只有所作为的老虎也不过就是跳几个火圈。就算是动物们有更大的作为，那不过都是人训练出来的。

由此可知，人是有别于动物的，或者说人是一种很不一样的动物，不一样的主要表现是在后天的学习能力上，因而人的行为的可塑性是极高的。

其实每一个人都应该有自己的行为准则，就是必须“要有打死都不能做的事情，也要有打死也得去做的事情”。事情就是这样，“正确的，即使只有你一个人去做，也是正确的；错误的，即使无数人去做，也是错误的”。要有这个定力才行。但事实并非如此，人们总是人云亦云，没有独立的观点，是因为我们对自己的行为的认识还不够清楚，觉知不够。

瑜伽的行为概念

瑜伽中所说的行为是指什么？

瑜伽是基于数论哲学的。数论哲学把身体分为五个行动器官，名为“五作根”，它们分别是“口、手、足、肛门和生殖器”，再加一个“意”，一共六个。意，就是我们的思维活动，这个是最为关键的，其他的五作根都听命于它。

最有意思的是，这些由五作根做出的每一个行为都会被记录下来。这些记录，被贮存在了一个地方，并以痕迹积累的方式对未来产生作用。产生什么样的作用呢？《瑜伽经》第二章第 13 颂是这样说的：

sati mūle tad vipāko jātyāyur bhogāḥ

根基存在，这果报是出生、寿命和感受。

在此，帕坦伽利指出它会影响你的未来生命的三个要素，那就是出生、寿命和感受。出生是地点，寿命有长短，感受因境界而不同。个体生命的差别，是由于行为不仅被记录还被分类记录，分类纪录是形成差别的本质原因。

《瑜伽经》第二章第 14 颂说道：

te hlāda paritāpa phalāḥ puṇyāpuṇya hetutvāt

它们有快乐、痛苦之果，善恶是其因。

以善和恶为因，果实有两种：快乐和痛苦。善的积累形成快乐，恶的累积形成痛苦。

但转化是必然的，《瑜伽经》第四章第 2 颂给出了明确的说明：

jātyantara pariṇāmaḥ prakṛtyāpūrāt

由于原质流溢，转换成另一种出生。

这就是说，当这些善恶的行为积累到一定程度，形成能量趋势，它会转化为另一种生命形态。

《瑜伽经》第三章第 14 颂继续写道：

śāntoditāvyapadeśya dharmānupātī dharmī

寂静、升起、不显现的性质，有性质者跟随。

有性质者永远会跟随性质，发生对元素和感官的性质、特征和状况的变化。这种变化力量其实还是来自潜在趋势的力量，只是以一种全新的、更有力量的势能，征服、打败前面的积累而已。

这种可以改变的证据是《瑜伽经》的第三章第 9 颂：

vyutthāna nirodha saṃskārayor abhibhava prādurbhāvau nirodha kṣaṇa cittānvayo nirodha pariṇāmaḥ

现起的、止息的两种潜印象（分别）抑止和现起，心连接止息刹那，这是止息的变化。

由此，我们知道了整个瑜伽的行为概念，是基于以上的逻辑。

《薄伽梵歌》中的行为准则

《薄伽梵歌》是一本指导人类如何行动的行动手册，它的行动原则，简单说是这样的：

发现人是不可能不行动的，如果拒绝行动，基本的生命都是无法维持的。行动是人类的本质，所以我们必须要行动。

纵然一切行动都难免带有缺陷，如烟雾伴随火焰一般。那让缺陷最小，让烟雾清薄的行动方式就是履行职责，履行自己的职责。人人都有职责，不是吗？

在履行的过程中要以超然的态度，放弃个人的欲望、利益，行动不期待行动的果实。一旦如此行动，行动就不构成束缚，因为只有行动成果才构成束缚。这种不追求行动成果的行动，被称为行动瑜伽。如此而为的人，被称为人中的智者和无所畏惧的瑜伽士。在这世上没有人能彻底摒弃行动：摒弃者只是摒弃行动果实，不摒弃者获得三种变化：称心、不称心和参半；而摒弃者则一无所获。

《瑜伽经》中的行为准则

其实在《瑜伽经》中也有类似的表述，那是在第四章第 6 颂和第 7 颂：

tatra dhyānajamanāśayam

在此，冥想无有所有物。

karmāśuklākṛṣṇaṃ yoginastrividham itareṣām

瑜伽士的业非白非黑，其他的业有三种。

毗耶娑圣者解释说业有四种：黑、又白又黑、白、不白不黑。黑的是恶业。又白又黑，是指外在行动中好坏参半，大部分人都是这种业。白的，是那些苦行者、冥想者、经典研读者的业。不白不黑的，是瑜伽行者的业，不白是因为他们舍弃了行动果实，不黑是他们于任何处不执取。

另外，著名的瑜伽八支的前两支谈的也是瑜伽人的行为准则。

《瑜伽经》第二章第 30 颂教导我们五件绝对不可以做的事。

ahiṃsā satyāsteya brahmacaryāparigrahā yamāḥ

非暴力、真实、不偷盗、梵行、不执取是制戒。

《瑜伽经》第二章第 32 颂指出了一位瑜伽士必须要履行的五项义务。

śauca santoṣa tapaḥ svādhyāyeśvara praṇidhānāni niyamāḥ

净化、知足、苦行、认知自我、敬仰自在天是内制。

这重在“止”的五个要求和重在“行”的五个要求，被称为“瑜伽十戒”，这是保护，是恩典，是根基。若不重视于此，那习练者就很可能成为体育教练、杂技演员或是掌握瑜伽技术的坏蛋，而和瑜伽士毫不相干，那种不黑不白的业果永远也不会到来的。因为那种业确实是依其规律而运作不息的。

如何安排日常的瑜伽习练时间

在哈他瑜伽的经典中，有一些行为准则的规定。现在就把《哈他瑜伽之光》中有关于此的经句挑选出来一些。

第一章第 15 颂，作者告诫有六种行为有害于瑜伽，是瑜伽士需要避免的：

atyāhāraḥ prayāsaśca prajalpo niyamāgrahaḥ

janasaṅgaśca laulyaṃ ca ṣaḍbhiryogo vinaśyati

第一是过度饮食，第二过度努力，第三过多的谈话，第四循规蹈矩、刻板教条，第五社交过于频繁，第六心浮气躁。

第一章第 16 颂，作者告诉我们想达到瑜伽成就需要：

utsāhāt sāhasāddhairyāttattvajñānācca niścayāt

janasaṅgaparityāgātṣaḍbhiryogaḥ prasiddhyati

第一热忱，第二勇气，第三忍耐，第四正念，第五决心，第六放弃过多的社会交往。这六条对于瑜伽成就而言是促进因素。

当然，在第一章的第 65 和 66 诗节中也谈到了练习的重要性，如果只是口头谈论瑜伽或者只是穿着打扮得像一个瑜伽士，都是不可能获得瑜伽成就的。另外，只是阅读经典而不去实践经典所教导的内容，自然也无法获得瑜伽的成就。

总之，经典对于瑜伽行为准则的要求都是为瑜伽的目标服务的。瑜伽的目的，就是净化我们的潜在印象，擦拭经年积累的痕迹，这是通过建立新的业习来实现的。为了实现这个目标，帕坦伽利告诉了我们净化的原则：

abhyāsavairāgyābhyāṃ tannirodhaḥ

通过练习和不执着，它们可以止息。

sa tu dīrghakāla nairantarya satkārāsevito dṛḍhabhūmiḥ

且要长时间、不间断、热忱，它才根基稳固。

dṛṣṭānuśravika viṣaya vitṛṣṇasya vaśīkāra sañjñā vairāgyam

不执是征服意识，不渴求可见的、闻听的经验。

就日常练习而言，帕坦伽利的瑜伽八支练习法是最为理想的，因为它包含了哈他瑜伽四支且更为全面，可称为完美的完整的练习。其中八支中的制戒、内制以及感官收摄三支，应在生活中加以实现，生活是无处不在的，换言之，无处不在的即是生活。而体式、呼吸法、注意力练习和冥想，这四支应该依照顺序每日练习，可以有阶段性的选择重点，但总体是要平衡的。

具体的练习，因人的性情、年龄、身体状况等千差万别，没有一套练习安排会适合所有人，每个人都要根据自己的情况，规划自己的练习。

其实，你只需要有一个周计划就可以开始了。一天中，灵性的练习时间在早上三到四点之间；适合普通人的理想练习时间，是清晨太阳升起和傍晚太阳落山后的那段时间；而就白天而言，下午的时段要优于上午的时段。

瑜伽士的一生，三分之一的时间在做冥想，三分之一的时间在研读圣典，还有三分之一的时间在服务他人。谦虚的练习者，现在就请你履行一个瑜伽士的职责吧。

瑜伽和阿育吠陀的关系

什么是阿育吠陀

（1）字面解释和概说

什么是阿育吠陀？简单地说就是印度传统医学。诚如中国的传统医学是中医，印度的传统医学就是阿育吠陀。生而为人，总是难逃死亡的追迫和疾病的苦扰，阿育吠陀就是古代印度人用以处理疾病的主要工具。

阿育吠陀（āyurveda），是一个梵文词汇的音译，它是由两个单词组成的复合词，第一个词是“āyur”，意思是“生命”；第二个词是“veda”，是“知识”的意思。这里的“知识”可以理解为一般的知识，就是对某领域的认识，同时也指终极知识。什么是终极知识？简而言之，就是自我和宇宙的知识。自我是认识的主体，是观察者；而世界是客体、是观察的对象。需要注意的是，身体属于客体、是观察对象，而不是主体、观察者。这里的“知识”就是讨论谁是主体谁是客体，主体和客体的关系，以及形成这种关系的原因等问题。

āyurveda 是有关生命的知识，是研究人类生命的学问，是“生命之学”和基于这种知识形成的生活指导原则。作为有用之学、实用技艺而言，它的主要功能有两项：第一促进维护健康；第二分析病因并治疗疾病。病因的分析是治疗的前提，其实知道了原因，问题就已经解决了。疾病是生命体的固有现象，只有认识它才能提供有效的解决方案。

就促进维持健康而言，好似西方的保健医学，但它更像我们中国的“养生学”，养生学其实就是“神仙之学”，长生不老是其最高追求。遵生，是阿育吠陀很重要的部分，阿育吠陀认为的健康，不仅仅是离开了显现的疾病，更是要达到生命的完美状态。因此它不但考虑物质的肉体，也深切地关怀精神健康。

讨论精神健康并不轻松，其难点在于对精神本质的理解绝非容易之事。无论如何，阿育吠陀都应归属于印度自然科学的果实，被称为古代印度自然科学的最重要成果，同时它和古代印度的几大思想流派都有很深的关系。阿育吠陀起源于印度知识的源头——四吠陀之一的阿闼婆吠陀（atharvaveda）。大家都知道在四吠陀中梨俱吠陀（ṛgveda）

是吠陀思想的内核，而阿闼婆吠陀包含的内容则最为丰富，它和早期印度河文明时期的巫术、咒语有着千丝万缕的关系。此外阿育吠陀和数论（sāṃkhya）、正理（nyāya）、胜论（vaiśeṣika）也都有一定的关系。

胚胎学是研究胚胎形成和发育过程的科学，其中一个重点就是研究胚胎是如何形成的。在阿育吠陀中，胚胎的形成也是被重点描述的对象。阿育吠陀认为胚胎不仅仅是由精子和卵子结合而成，换言之只靠父精母血是无法形成胚胎的，只有自我（ātman）由业力形式介入到父精母血之中，三者结合时才会形成阿育吠陀视角下的胚胎。所以一个新生命的精神特色，将由个体的前生状态所决定，或纯洁或愚蠢，因此而不同。然后生命结束之时，其个体的今生业力累积之势能，因某种编排运作而再次进入另一子宫之中，在完成与另一父精母血的结合后再次出生，这就是阿育吠陀胚胎学的特色。所以，单就阿育吠陀的哲学而言，无疑也是很独特的，何况印度文化的特色就是每一个具体的领域都势必要回到最上层的讨论——个体和宇宙世界的讨论。

（2）阿育吠陀的来源和传承

阿育吠陀源自阿闼婆吠陀，在一些经典中记载阿育吠陀是阿闼婆吠陀的一个“upaṅga”，那什么是 upaṅga？一般而言，它是指较小的分支。例如：你把身体看作整体，那么手或脚就是分支，而 upaṅga 就是手指或脚趾。但有意思的是，阿闼婆吠陀只有区区 6000 颂，而阿育吠陀这个阿闼婆吠陀的 upaṅga，却有 10 万颂之多。一个手指头要大于身体 10 倍以上，这真让人觉得不可思议。

另一部经典显然发现了这个问题，所以他们认为阿育吠陀原是阿闼婆吠陀的一个副吠陀，被列为四个小吠陀之首。

除了这个说法以外，《往世书》认为阿育吠陀是梵天教导的第五吠陀，作为吠陀的重要辅助学，被称为辅助吠陀。

总之以上三种观点，足以说明阿育吠陀和阿闼婆吠陀的关系。

其实，在印度神话视角下阿育吠陀的来源和传承是一目了然的，梵天传给生主，生主传给双马童，双马童传给因陀罗，因陀罗传给圣者巴拉瓦伽（bharadavaja）和圣者川焰（dhavantari）。前者以开展出以经典《遮罗迦集》（caraka saṃhitā）为主旨的系统而闻名，后者则以《妙闻集》（suśruta saṃhitā）为主旨的另一系统而著称。

详细讨论阿育吠陀的经典和文献耗时耗力，在这里我们先清楚阿育吠陀的三大核心经典就好，它们分别是《遮罗迦集》、《妙闻集》以及《八支心要集》（aṣṭāṅga hṛdaya saṃhitā）。

阿育吠陀是一门极为专业的学问，我曾经去过印度和斯里兰卡的专门教授阿育吠陀的大学以及多个综合大学的阿育吠陀学院。在那里，一位学生至少需要花上 8 年的时间，才能掌握阿育吠陀的基本知识，而拿到阿育吠陀行医资格证则更加艰难。

当然，确实可以在“促进维护健康”的角度下学习这门知识，是有益的。但也须知道，任何一种医学都有其地理文化等区别和限制，适合印度人的不一定适合中国人，这也是常有的。

当前，阿育吠陀是活着的传统，是人类的宝贵财富，我们要带着敬畏之心，真诚地学习，谨慎地使用，小心地传播。

要知道，一个瑜伽士是自他的净化者，是染污的去除者，而绝不是心的染污、不净的制造者。若能如此，我们将远离制造不善业的危害而住在安全之地，因无惭无愧而平静安稳。

阿育吠陀和瑜伽的关系

首先瑜伽和阿育吠陀是两个东西，阿育吠陀说到底还是医学，而瑜伽则是一种修行法门。阿育吠陀服务于身体，瑜伽则偏重于心灵。这在一首礼敬《瑜伽经》作者帕坦伽利的赞颂词中，说得很清楚：

oṃ yogena cittasya padena vācāṃ

malaṃ śarīrasya ca vaidyakena

yo’pākarot taṃ pravaraṃ munīnāṃ

patañjaliṃ prāñjalirānato’smi

凭借瑜伽净化心灵，

通过文法净化语言；

运用医药去除身病，

我双手合掌深深礼敬，

最高的圣者——帕坦伽利！

其中，瑜伽之作用是净化心灵，阿育吠陀之作用则是净化身体的染污，身体的染污就是疾病。虽然阿育吠陀和瑜伽的差别如此之大，但个体生命确实是物质身体和至上心灵和合而成的。对于欲求完善者而言，则必定是要全面开展的。此外阿育吠陀始终把瑜伽作为一个疗法来使用，这也算是它们一个有意思的关系吧。

瑜伽人理解的体质类型

这里所说的三种体质类型的概念，完全来自阿育吠陀。

在印度的传统医学中，生命被认为是由五种物质组成的，即五大元素：空、风、火、水、地。所有生命，都是由这五种基本元素与灵魂结合而成的。

五大元素以不同的比例显示为三种体液（tridoṣa）：风、胆汁、粘液和七种基本组织（saptadhatus）以及十种次要组织。其中七种基本组织是：味、血液、肉、脂肪、骨、骨髓和精液；十种次要组织是：静脉、组织、卵巢之血和七层皮肤。它们之间还有生和被生的关系，比如：从味生血，从血生肉，从肉生脂肪，从脂肪生骨，从骨生骨髓，从骨髓生精液。静脉和组织生于血，七层皮肤是由肉而生的。如果继续的话，就是胆汁的热把由味生的血染成红色，而血受到五大元素之一风的作用而运动等等。

其中三种体液：风、胆汁和粘液即是身体的组成元素，也被称为缺陷。这三种体液以适当的比例存在于身体中，身体就可以正常地运作。当它们部分或全体发生比例的变化——或增加或减少，这种变化超出一定值时就会影响到身体的正常运作。在此正常的量被称为健康，而超出正常量则被称为疾病。所以阿育吠陀就是讲述如何维持组成元素的平衡的学问。如果你是健康的人，按照阿育吠陀的建议则可常保健康；如果你是病人，按此建议则可重新获得健康。

这建议通常以三种形式表达：第一是如何饮食，第二是如何用药，第三是日常生活中如何行动。

在此就以日常生活中如何行动，说说疾病是如何产生的。如果你对感官（五知根）的使用存在以下三种情况：过度使用、完全不用或不当使用，就会产生疾病。譬如长时间看手机，这是过度使用；若长时间闭眼，则是完全不用；而如果用眼睛去看恐怖的事物、不洁净的事物，则是不当使用。过度、不足和不正当，就一定会导致元素平衡被打破，这就是疾病的状态了。在阿育吠陀中，疾病的成因大致如此。

一般而言，由风引发的疾病有 80 多种，由胆汁引发的疾病有 40 多种，由粘液引发的疾病则有 20 多种。若是这样分类，确实还显得粗糙些，阿育吠陀是精致之学，断不会如此的，所以在此三种体液之下又各分为五种，共计15种。

现在，就为大家分别介绍一下三种体液：vāta“风”、pitta“胆汁”、kapha“粘液”。

风（vāta）

vāta是由五大元素的vāyu（风）和ākāśa（空）两种元素优势组成。

vāta不仅调节管理粘液、胆汁和7种组织，也调节排泄物（mala），它在肠道内分离废物，负责呼吸、灵感和身体的运动。

在《遮罗迦集》和《妙闻集》等经典中，风的功能被大量描述，它主要是给身体提供更多来自感觉器官的冲动，并从食物中分离出养分、排泄物、尿液和精液。在健康情况下，它形成身体的所有生理功能，它在生理上控制我们的思想，刺激感觉器官，负责语言、触觉和听觉；它还控制身体里正常的血液循环。特别需要注意的是，情绪也由风控制。

根据功能和活动部位的不同，风有5种类型：

（1）生命气（prāṇa vāyu），位于头、鼻、舌和胸，最重要的功能是控制思维和呼吸活动。

（2）上行气（udāna vāyu），位于脐部、胸和颈部，负责鼻腔功能。

（3）平行气（samāna vāyu），位于胃和十二指肠，负责食物的消化，分离废物，调节体温，组成体液等。

（4）遍行气（vyāna vāyu），主要位于心脏，在身体各处游走，调节血液循环和身体运动。

（5）下行气（apāna vāyu），主要位于肠道和膀胱，主要功能是分泌和排出尿液、精液，调节月经、排出粪便。

胆汁（pitta）

pitta 由 agni（火）元素的优势组成。pitta 是血液的同源体，位于脾脏和肝脏。

pitta 是蓝色和黄色的液体，轻、黏、辛辣，是酸味的，不好闻，触摸起来是热的，它赋予血液颜色，促进消化，并负责身体的职能。

五种类型的 pitta：

（1）pācaka pitta（消化），位于胃和十二指肠之间，当炎症加重时它会产生烧灼感，增加食欲、口渴、失眠并导致尿液、粪便、眼睛、皮肤发黄。

（2）rañnjaka pitta（着色和记忆），位于肝脏、脾，主要功能是为血液注入颜色，以形成肝和脾的血液。

（3）sādhaka pitta，位于心脏的所在地，它对记忆、智力和热情负责，主要控制高级智力。

（4）ālocaka pitta，位于眼睛，主要功能是捕捉外部物体的图像。

（5）bhrājaka pitta，位于整个身体的皮肤上，主要功能是保持皮肤的颜色和保持体温。

粘液（kapha）

kapha 由 ap（水）和 pṛthivī（地）元素优势组成。当与其他两个 doṣa 比较时，kapha 是稳定的、确定的物质，主要负责体内结构的形成。

它是白色的、重的、粘稠的、粘滑的，味道是甜的，触摸起来是柔软的，有稳定的、坚固的形式，具有光滑、洁白、柔软、清凉等特点。

kapha 的基本功能有五个：束缚身体和关节的各种结构，促进润滑性，负责稳定性、坚固性和体力，促进组织愈合，形成身体抵抗力，赋予人忍耐、刚毅和智慧。

kapha 的五种类型：

（1）kledaka（湿润），位于胃部，主要功能是滋润食物、分解食物，帮助消化。

（2）avalambaka（支持），位于骶髂关节、心脏等位置，主要功能是润滑心脏和保持、支持、润滑关节。

（3）bodhaka（协助），位于舌头和咽的根部，主要功能是感知味道。

（4）tarapaka（满足），位于头部，主要功能是滋养感觉器官，帮助大脑和五个感觉器官执行各自的功能。

（5）sleśmaka（结合），位于身体的关节里，是油性和粘稠的天然润滑剂，保护关节并保持关节的牢固。

为了保持个体的健康，这三种体液必须保持平衡，这些 doṣa 的失衡，可能导致身体的破裂、个体的死亡。

以上就是瑜伽人所说的三种体质类型的原理基础。如果知道这些，划分体质类型也就不算什么难事了。此处的知识是需要记忆的，当记住了这些原理，就可以进一步讨论阿育吠陀视角下的人体构成和疾病原理了。

瑜伽练习和食物的关系

瑜伽练习的概念

这里再一次强调瑜伽练习的定义，瑜伽练习是“高级精神境界的探索”，这是要始终被强调的，这个意义丢失得越多，练习的意义就越少。同时，还须注意所谓的瑜伽练习是整体的练习，单独的练习体式、呼吸法、冥想，或研读经典都不是整体的练习。

食物的概念

食物是人得以维持其生命的基本要素。一般而言，人要依靠四种食物而活。

一曰段食。所谓段食就是分段而食，也就是我们经常说的吃饭。譬如一天分一段的，是指吃一顿饭，例如午饭；一天分两段的，例如早饭、午饭，而不吃晚饭；一天分三段的，就是常说的三顿饭，早中晚三餐；还有一天分四段的，早饭、午饭、晚饭，加上一顿消夜。

二曰触食。所谓触食，就是以感受为食。是的，人在被触摸后会升起感受，此感受或为喜悦或为悲伤。这就是为什么建议那些为人父母者要经常拥抱孩子，拥抱中爱的质量越高，孩子的人格就会越完善。何为高质量的拥抱？那就是慈爱多而贪爱少，当然这是少有人知道的道理，少有人做到的事情。人们总是依靠本能行事，来显示无明的黑暗。当父母衰老之时，力量缺乏、反应迟缓，这也正是做儿女的回报拥抱之时。要知道这种拥抱高于父母对子女的拥抱，因为这里有更多的人性之光，绝非本能之反射可比。

三曰思食。一如天体不可能不运转，人也是绝不可能不思考的，思维活动或明显，或隐藏，或处在深深的潜意识之中，但是它都在。这也确实是可被称为食物的。难道你没有全凭思想而使嘴角上扬，露出微笑吗？或因只是思维就惊悚不安？这思维就是食物，但是食物的质量取决于你思考的对象，这里面学问很大。

四曰心食。心食也是一种食物，也是不可或缺的。

这里所说的食物特指段食之食。在这里，需要建立两个概念：第一，世界是由五大元素[1]所造，我们所摄取的

1 五大元素，空，风，火，水，地。

食物和我们自身，本质上都是相同的物质。这一点也是我们能用食物来维持生命的原理基石。其余只需一套化学转化，就可以完成整个身体的维持了。第二，这些五大元素所变化的自然之物一旦成为食物就可以区别为三类，哪三类呢？有益健康的，损害身体的，治疗疾病的。治疗疾病的，要根据你的病因对症下药。损害身体的和有益身体的，则因具体的人而不同。请记住：没有任何一物不有害，没有任何一物不有益，没有任何一物不是药。因为凡乃物者，都是有其“理趣”，有其“目的”的。

瑜伽练习和饮食的关系

瑜伽练习和饮食的关系，简而言之：

（1）瑜伽人不许杀生，取命而食

这是什么意思呢？虽万有之世界都为五大元素所造，然其千变万化确实令人眼花缭乱，若大致划分，有三类：动物，植物，矿物。仅就动物而言，古代也有很多不同的分类法，例如《歌者奥义书》以动物之出生不同，分为胎生、卵生、湿生、芽生，胎生如人，卵生如鸟，湿生如蚁，芽生如蛙。

当然也可以依“灵魂阶段”划分，如具两种感觉者，具三种感觉者，直到具五种感觉者。两种感觉者如蚯蚓，三种感觉者如蚂蚁，五种感觉者如蛇，等等。

对于动物，我们称之为有生命者，瑜伽士是不能杀生而食的。杀生，违反了瑜伽士的“非暴力”原则。这条原则记录在《瑜伽经》第二章第30颂中：

ahiṃsā satyāsteya brahmacaryāparigrahā yamāḥ

非暴力、真实、不偷盗、梵行、不执取是制戒。

这条规定的五件不能做的事情中，第一件就是ahiṃsā“非暴力”，而暴力的顶点就是取其性命。不杀生，是瑜伽人的根本戒条，是绝不能触碰的，如果你夺取任何动物之生命，无论是为其皮，为其肉，还是恨其存在，你就不配称自己为瑜伽习练者了。轻生者自轻，轻生者必为人所轻。所以一个瑜伽士是不能点杀活物的，是不能吃任何现在还存活之物的。这就是瑜伽士饮食的第一条，也是最为重要的一条。这关乎你的身份，你是不是瑜伽士，是不是瑜伽习练者，全凭于此。

细心者会发现，在第一条中我并没有说不吃肉，而说的是不杀生。杀其命为其肉，就是杀生，而吃肉则有所不同。肉是指已经死了的生命，这是说肉非命也，所以只是单纯地吃肉，并不涉及杀生这个概念。想必有人会有这样的疑问：这肉不是正从那生命中来的吗？你若吃肉虽然不是你亲杀、不是点杀（你命令所杀），但是若你吃肉就等于诱使他人杀生呀。确实，这是一个经常被拿出来讨论的话题，简单地说："吃肉和杀生有别，古代传统规定如此。"当然就个人而言，你确实可以由不杀生，进而完全地不吃肉，进而成为一个即使是蛋和奶也不碰不吃的人。这全然是个体的选择。

一个瑜伽士可以成为三种饮食者；全食者（吃肉也吃素），蛋奶素者与抛弃蛋和奶的全素食者。

人因体质不同而不同，我们需要以广大之心接受吃肉者，因为肉里确有植物中没有的、有益人体的物质，这对有些人而言无足轻重，但对有些人而言，不摄取这些就会危及健康乃至生命。

当然，一个吃素者确实更符合瑜伽士的生命观，但因何吃素则又有不同了，这里有：道德素，不忍因自己之需而杀害其他平等之有情；信仰素，因某种见解而遵守其相应之规定；健康素，以对身或心有益的角度而做的选择。

请自行选择吧。总之以无害为要，万不可杀生取命而娱乐自己。要知道因你的守护，世界进而得以繁荣昌盛。

（2）食物是一种净化

正如《瑜伽经》第二章第32颂中规定的五项必要的行动：

śauca santoṣa tapaḥ svādhyāyeśvara praṇidhānāni niyamāḥ

净化、知足、苦行、认知自我、敬仰自在天是内制。

第一项就是 śauca（净化），净化是瑜伽的核心，净化被毗耶娑仙人解释为两部分：内部的净化是通过瑜伽而进行的心意的净化；外部的净化则是沐浴身体和摄取有益的食物。所以食物也是净化，对于瑜伽练习而言，它是起辅助作用的外部净化。

那什么样的食物是有益的、有净化功能的呢？我们可以在《哈他瑜伽之光》中找到一些瑜伽前辈的见解。在《哈他瑜伽之光》的第一章第 62 颂中说，如“大小麦和水稻、糖蜜和油、瓜果和蔬菜、豆子和生姜，还有水，都是有益的食物”。在第一章第 63 颂中，则强调的是前一颂中的食物之味，例如酸甜；以及食物的感觉，如干涩和滑润；以及食物口味和心意状态的关系，确实如此，可口的甜食可以让人开心并感到满足。

（3）食物的其他方面

对于一个瑜伽士而言，是绝不可以吃得过饱的，这就是《哈他瑜伽之光》第一章第 15 颂所说的六种障碍瑜伽成就中的第一个障碍“过度饮食”（atyāhāraḥ）。坦率地说，这点很难做到，让我们共勉吧。

另外，有些特殊的练习和某个阶段的练习，是需要吃一些食物而帮助达成效果的。例如在“中脉净化法”（nadīśodhana）的练习初期，就应该适当地食用酥油和牛奶，这是在《哈他瑜伽之光》第二章第14颂中被明确记录的。

瑜伽人理解的食物类型有哪些

关于食物，可以从两个方面来考察，食物的自身属性和食物的味道。

食物的自身属性

一般而言，阿育吠陀的食物可分为两类：肉蛋类和植物类。

肉蛋类，还可细分为乳和肉等。虽然肉非命，但确实肉来源于命，故而略去。

植物类，植物可以作为食物的，大致有根、皮、叶、花和果五个部分。

依照阿育吠陀的理解，它们的性质可以分为 20 类，分别是：轻、重、冷、热、干、湿、缓、急、动、静、软、硬、清、粘、滑、糙、微、粗、固、液。但须注意，由于部位的不同和加工工艺的差别，性质也会有所改变。

食物的性质是不难理解的，中医对食物的性质也有一定的划分，例如寒性的食物、热性的食物和温性的食物等。

每一种食物都有其营养构成方面的知识，浩如烟海的食物营养学知识并不是我的领域，在此我们只讨论原则。首先，食物必须是新鲜的，因为新鲜的食物中含有生命力，生命能量最多。腐败变质的食物是绝不可以吃的，请不要因为价格和节省等原因而影响这一原则。其次，进食的速度要慢。进食太快是有许多害处的，想必大家或多或少都有所了解，在这基础上可以继续精细你的饮食。在阿育吠陀中，什么样的食物用什么样子的器皿，都是有讲究的，这也是精细饮食的一种表现形式。精细自己的饮食是修行者一个重要的特征。

食物的味道

所有的食物都有味道的差别。阿育吠陀认为“味”有六种，分别是：重味、轻味、冷味、热味、润味和干味。另外，也有人说“味”有七种，分别是：酸味、甜味、苦味、辣味、咸味、涩味和不定味。

在印度文化中，“味”这个概念极其复杂有趣，这里我们说的只是最简略和通常的“味”而已。

第一条食物的属性和第二条食物的味道的结合就可能

产生四种结果，分别是：美味有益之物、美味无益之物、不美味而有益之物、不美味而无益之物。由此可知，食物既有味道的差别，也有对人有益无益的不同。这些都是普遍公理。但对于具体的人而言，则不可一概而论，对某人是珍馐美味，但对别人或许是致命毒药，这也是生活中常常可以见到的。

除此之外，还需要注意季节和气候对食物的影响，不同的季节可能会使某种毒素积累，所以不同的季节应吃不同的食物，以配合季节的转换。特别是在季节转换期，饮食尤为重要。阿育吠陀在这方面有非常具体的讨论，此处就不详论了。

生理的要求难以抑制，如果能把为了吃饱的饮食观念转化成为了营养的饮食，乃至上升为养生学，则是最为理想的。这样就可以通过饮食的改变，进而带动整个生活方式的转变了。

现在，让我们去《薄伽梵歌》看看那里是如何界定食物类型的吧。

根据数论的三德理论，《薄伽梵歌》把人分为三种类型：善性、忧性和暗性。同样的，食物也被划分为：善性的食物、忧性的食物和暗性的食物。成为善性之人，吃善性的食物，是我们的目标。

涉及食物的三性的经文如下：

āyuḥsattvabalārogyasukhaprītivivardhanāḥ

rasyāḥ snigdhāḥ sthirā hṛdyā āhārāḥ sāttvikapriyāḥ

味美、滋润、结实和可口，增强生命、精气和力量。

促进健康、幸福和快乐，善性之人喜欢的食物。

kaṭvamlalavaṇātyuṣṇatīkṣṇarūkṣavidāhinaḥ

āhārā rājasasyeṣṭā duḥkhaśokāmayapradāḥ

苦、酸、咸、烫和辣，还有刺嘴的和烧嘴的。

引起痛苦、悲哀和疾病，忧性之人喜爱的食物。

yātayāmaṃ gatarasaṃ pūti paryuṣitaṃ ca yat

ucchiṣṭam api cāmedhyaṃ bhojanaṃ tāmasapriyam

发馊的和走味的，变质的和腐败的，

残剩的和污秽的，暗性之人喜爱的食物。

瑜伽断食的好处有哪些

断食在世界各地都是非常流行的。它一般是指改变日常的饮食习惯，把一日固定三餐的食物缩减为两餐、一餐，乃至一日不食，甚至三日不食，也有一周，甚至两周、三周不食的，乃至更长。我亲眼看到的最长的断食是20天，那是在大理的鸡足山上，这位朋友每天只喝少量的水，不吃任何东西。他告诉我，他的感觉很好，看他的面色和精神状态，似乎也如他所说。

在道家，断食又称为辟谷，道家似乎非常热衷于此，因而在方法上也有独到之处。记得很久以前，我正准备参加一个辟谷班，因为带辟谷的是一位道士，这位道士之前我就认识，对他也很认可，在我眼里他算是一个修行家。当时，我问他“我是否应该辟谷”，他回答“人人都应该辟谷”；当我进而问他“我应该辟谷多久”，他回答“你应该终身辟谷”。他这一句话就给我吓跑了，因为那时我脑子里突然浮现出许多好吃的。现在想来却也有些遗憾，那不正是讨教终身辟谷之法的时候吗?!

除了道家，佛家也有断食之说。在我阅读弘一法师年谱的时候，发现大师非常热衷于断食，他的断食法和今天的轻断食很像，他的方法是每日逐渐减少饮食，而食物则是小米粥和小青菜。最为重要之处是在断食期间，他独居幽处，断绝社交，专心致志。

朋友们，断食的好处很多，确实有益健康。

什么是瑜伽断食?

修炼苦行获得功德

瑜伽断食的第一目的是修行苦行。苦行，简而言之，就是一种自我克制。这被古代印度人认为是一种修行。通过修行苦行可以获得功德，苦行的时间越长、难度越大，功德就越大。苦行的方法很多，主要还是在语言和食物上下功夫，食物的方式就是断食。

在日常生活中，一位有修行的婆罗门一周必有一天是断食的。在印度瓦拉纳西，我的一位老师是梵语和阿育吠陀的双博士，是一位拥有班迪达（paṇḍita）头衔的婆罗门（班迪达是智者的意思）。他每周都有一天不吃饭。这就是在实行苦行，履行克制的义务。

瑜伽的断食日（ekādaśa）是指哪天

在印度，每月的特定时间进行断食被认为是可以提升生命能量、提升灵性高度、并带来身体健康的。具体时间是满月日后的第十一日，以及新月后的第十一日。选择这个时间是基于“人体生理进行一次全部更新的周期是四十八天”的理论，而其中有三天是不需要进行营养补充的，所以不吃食物反倒是好的，吃则变成了身体的额外负担。

但是，断食日并不是断掉所有的食物，这里的断食特别指的是谷豆类，而水果则并不在所断之列。喝水也是完全没有问题的。我在印度瓦拉纳西的时候，一般并不记得这一天的具体时间，但当我去吃早饭的时候，发现面前只是放了两根香蕉，就知道那一天一定是断食日了。

阿育吠陀疗法的一部分

其实，在阿育吠陀的六大疗法中 laṅghana[1] 的疗法就是为了去除身体的沉重、让身体变轻的疗法。轻盈的身体是少有病毒积聚的，轻盈的身体才是瑜伽士的身体，为了达

---

1 laṅghana：断食疗法

到这个目标，我们还有许多工作要做，在固定时间断食就是其中一个重要事项。希望大家也都能够开始有规律的断食，开始轻身之旅吧。

第四章

女性练习瑜伽的好处

确实人的出生更像是物质的到达，而精神的生长还需要再一次的出发。

女性从什么时候开始练习瑜伽

这是在追溯女性和瑜伽的渊源，以及它们之间的爱恨情仇。背后似乎也有这样一种意味，那就是瑜伽是男人的事情，和女人无关。

是的，在瑜伽没有传播到西方之前，印度本土的瑜伽士以男人为主。所以才会有《哈他瑜伽之光》第一章第 61 颂中，本书的作者、伟大的哈他瑜伽士斯瓦特玛拉玛告诉所有的瑜伽士要避免女人。他把女人、长途旅行和火，并列为三大应避免之事。

但现在练瑜伽的大都是女性。是的，最近两百年，瑜伽逐渐走出了印度次大陆，传播到了西方，那些近代的伟大瑜伽士们把瑜伽带给了欧美人，然而让欧美人完全接受印度传统的瑜伽，确实也是困难重重。不得已，瑜伽在传播到西方的过程中做了许多改造。这改造，一方面对于瑜伽传统来说是伤害，一方面却也是必要的。瑜伽修行层面的减弱，是其损失；而让更多普通人可以接触到瑜伽，是其改造后的新成果。

改造后的另一个有趣的结果，就是女性成为了瑜伽练习的主体。女人们穿着各种样式的瑜伽服，甚至瑜伽短裤来练习瑜伽，这对于瑜伽传统而言，都是革命性的举动。这一风气也直接影响了我国，因为中国的瑜伽是从美国传来的，而不是瑜伽的故乡——印度。

中国女人俨然已是整个世界瑜伽练习的主力军，中国女人练习瑜伽的热情和瑜伽体式的水平，也都处在世界领先位置。正因如此，我也一直致力于教授瑜伽哲学，力图告诉她们瑜伽的根本意义，以期让她们知晓瑜伽的全部而不是部分。我深信改变她们，就是改变世界；瑜伽早期传播中的妥协所引起的一些内容减损，也许从而也得到了填补。

女人是从瑜伽传入西方才开始练习瑜伽的吗？回答是否定的。可以说，从瑜伽传入西方开始，女人才成规模地练习瑜伽，但不能说女人是从瑜伽传入西方后才开始练习瑜伽的。依据哈他瑜伽传统，男性瑜伽士的妻子也应该是瑜伽士，而那些女瑜伽士不就是女性瑜伽练习者吗？

当然，若是依据印度神话，女人练习瑜伽则更久远，女人是世界上第一个想要学习瑜伽的人，也是世界上第二个知道瑜伽知识的人。也因为女人，那无比宝贵的瑜伽知识才流布世界。

故事是这样的，传说湿婆是第一个瑜伽士，人们称他为 ādi yogī。ādi 在梵语里是“第一”的意思，ādi yogī 就是第一个瑜伽士的意思。他是瑜伽的开创者，所有的瑜伽知识都来自这位大神，是他把这些伟大的瑜伽知识带给了人类，他是瑜伽老师的老师，一切瑜伽知识的源头，是人类心智和意识的贡献者，是瑜伽科学的缔造者。

他的妻子名为帕尔瓦蒂，这位妻子非常想学习她先生的瑜伽知识，所以就想尽办法让湿婆教她。在她又是撒娇，又是哭泣，又是激将等方法的作用下，作为先生的湿婆终于答应教她。但教授地点是人迹罕至的地方，毕竟这知识属于绝密的范畴。他们来到一个荒无人烟的地方，在一个山洞的最深处，湿婆向他的妻子传授了伟大的瑜伽知识。但就在此处，有一条在山洞暗河深处的鱼不小心听到了这些知识，进而把瑜伽知识带到了世界。

就是这样，女人开启了瑜伽的传播之门，成为了最初的学习者，女人和她们的先生结为修行伙伴，一起传播瑜伽知识。

现在，女人又一次穿着新潮的瑜伽服，热情依旧地练习瑜伽来了。

瑜伽练习可以延缓衰老吗

什么是衰老？这似乎不难理解。

有人说，衰老是机体对环境的生理和心理适应能力的降低，并逐渐趋向死亡的过程，是年老造成的精神和体质的衰弱。

衰老是生物随着时间自然发展的必然过程。

衰老依附在时间之上，是一种自然趋势。

衰老的意思是生命奔向死亡，这是一种强有力的自然趋势，无法阻挡，无可避免。世界上本事最大的人和最一无是处之人，最有智慧的、最聪明的人和最无知的、最愚蠢的人，最有权力、最有财富、最有道德的人，都无法避免。

这就如东方文化中所说的：凡存在之物特性都有成、住、坏、空。宇宙如此、个体生命亦然。衰老是个体生命发育的一个阶段，衰老每天都在发生，只是当这种成熟期后的生理退化可见时，就被称为个体生命最后阶段的生理和心理过程。

衰老的表现

衰老是成熟期后的生理退化，是病理、生理、心理的共同作用，体现在身体和精神层面。主要表现为以下几个方面：

（1）外部形式

由于细胞数量的变少而导致组织和器官变小和变轻。身体外形发生变化，头发变白，皮肤失去光泽和弹性，出现皱纹、老年斑，牙齿脱落，耳聋、眼花，驼背，身高缩减，反应变慢，对新鲜事物失去兴趣，等等。

（2）内部变化

心脏的心肌纤维萎缩，肺容量变小，代偿能力降低，胃肠功能减弱、消化能力下降，肌肉纤维变细、弹性降低，骨骼强度降低，容易骨折 。

脑细胞减少，神经传导速度降低，动作迟缓，反应速度、灵活性降低。

感觉器官也有一些退化，视觉、听觉、嗅觉、味觉、皮肤的感觉，越来越不敏感，应激和劳损、感染、损伤、免疫力和反应力衰退，营养失调、代谢障碍等会发生。

总之，机体的构成物质、组织结构、生理功能，整体上都在丧失和退化。

衰老的特点

衰老是具有普遍性的，是内在的变化，随着时间推移具有进行性，对身体是有害的。但是个体之间因为生活的自然和人文环境、个人生命经历和体验的差异，生命认知度不同等，而有差别。

衰老最重要的一个特点是可干扰性。可干扰性就是说衰老虽然不可逆，但是延缓衰老是有可能的。我们要做的工作就是让这个奔向死亡的进程放缓，虽然终有一天它会到达。

人的寿命不过百岁，12 年为一个周期，24 岁就进入顶峰，36 岁的时候就开始下降，48 岁已经有很明显的衰老之势了，60 岁就是真的老了，无论你自己如何认为。72 岁就有人熬不过了，84 岁熬过去的算是一种胜利。少有人到达 96 岁，到了算是真的厉害。

但是，我们更需要的是生命的质量，就是没有病痛或者少有病痛。生理性的衰老是自然规律，但是病理性的衰老则是可以防止和推迟的。我们的目标必须是无疾而终，这是人的最理想的离开方式。但要达到这个目标，除了先天因素不讨论，后天需要我们付出很多，必须做出改变才有实现此愿望的可能。

瑜伽对于延缓衰老的作用

（1）凡是合理的运动都会对衰老有延缓作用，都是好的。要保证每天的运动时间，每周要做一次总结，适当调整运动安排。

（2）瑜伽是一个综合系统，它包含运动，但不能说它是一种运动。瑜伽不是单一的，虽然在瑜伽中可以有针对性地练习你的面部，让面部皮肤更有光泽和弹性；虽然对于眼睛和视力，瑜伽也有非常针对性的功法，可以由内到外地净化你的眼部；体式对肌肉纤维有好处，呼吸法对呼吸系统有益，休息术可以放松身体和大脑，冥想则可让大脑发生彻底的改变，瑜伽的食物观可以净化身体，深邃的瑜伽和奥义书思想可以让思维敏锐清晰。是的，这些都非常好，但是请记住瑜伽的利益是综合的，局部的利益是有限的，这如拳头和手指的区别，不是级别上的差异，而是本质上的不同。综合整体的瑜伽观和随之开展的整体的瑜伽练习，则是最强有力的延缓衰老的工具。

瑜伽对延缓衰老有益，前面已经进行针对性的说明，然而这还不是瑜伽可以延缓衰老的最本质的原因。

那些瑜伽圣者们研究的是延缓衰老术还是长生不老术呢？想想这个吧，把思维边界多向外扩展几圈，并不是什么坏事情。正如导致衰老的原因，科学家们还没有找到确定的答案一样，瑜伽对于寿命和健康的利益也不是那么的显而易见。

瑜伽对瘦身的帮助大吗

首先，需要明白瑜伽绝不是用来减肥和瘦身的，瑜伽有其自身更高的维度。但若有规律地练习瑜伽，必定不会肥胖。如果你有过多的脂肪，在练习一段时间后，也一定会瘦下来。这里的瘦下来，是指没有多余的脂肪贮备，脂肪和肌肉比例是合理的，代谢值是正常的。而绝对不是说瘦骨嶙峋，弱不禁风，更不会给人一种营养不良的感觉。

所以，你要明白练习瑜伽可以减肥、瘦身，但那都不是瑜伽的目的，只是瑜伽附带的功能而已。一个自律的瑜伽士是绝对不会胖起来的，至少在他年轻的时候是这样。这和以减肥瘦身为目的来练习瑜伽，完全是两件事情。这种“瑜伽”一定不是真正的瑜伽，这也是确定的。

在此，顺便谈谈减肥瘦身的目的。

瘦身的目的和肥胖的危害

（1）瘦身的目的

①外观好看。外观好看可以增强自信，特别是在社交的最初阶段，会让自己在社会竞争中处于优势。虽然如此，但内在修养和个人品德才是保持长久社交优势的根基，人们毕竟不能只是互相看着，而是要一起工作、共事。

②内在健康。如果说减肥瘦身是为了内在的健康，我是极其赞同的，这更重要。看上去的健康，不如肌肉和骨骼的健康，更不如内脏器官的健康，正所谓“根深蒂固才能枝繁叶茂”。

（2）肥胖的危害

肥胖的危害是明显的，它将导致高血压、高血糖、高血脂，有了这几个做基础就可以衍生出无数的病来。同时，过于肥胖，心理上一定会自卑，自卑听起来似乎是向后缩的态势，但其实自卑的人在生活中更为冒进，情绪起伏大，稳定性差。据统计，全世界的成年女性有百分之四十超重，百分之十五肥胖。女性肥胖还将影响下一代，对后代健康造成影响。

减肥瘦身的原理

减肥瘦身的原理是什么？究竟减少了什么？减肥减少

的就是脂肪，其他的都减不掉。在人体中，当提供的能量超过了能量消耗，这剩余部分的能量储存形式即是脂肪。脂肪有这样的作用，当摄入能量不足的时候，这些备用的能量——脂肪就会分解从而提供能量。所以脂肪是必不可少的，我们需要一定的脂肪，我们要减的是超过正常值的脂肪，就是多出必要贮备的剩余量。

怎样才能让那些多余的脂肪消失呢？严格来说，脂肪是无法消失的。因为我们是无法凭空让某种物质消失的，世界上没有一种物质可以消失，物质之间有的只是相互转化，从而总量守恒。

人们所谓的燃烧脂肪是什么意思？简单地说，就是你摄取的食物能量小于你的体内消耗时，脂肪就会转化为能量，补充摄入亏空的部分，这是热力学法则，就是所谓的脂肪燃烧了。所以不摄取食物能量，就是最好的减肥方法，但这几乎是不可能的，并且将严重影响健康。减肥的目的是为了让自己更健康，而不仅仅是看起来更瘦。事实上，真的要减肥瘦身，还要适当增加蛋白质的摄取量，这是为了给食物热效应提供支援。

现在我们来看看所谓的体内消耗都有哪些？体内消耗主要包括：

（1）人体基础代谢。请注意，基础代谢可以改变的空间是有限的。基础代谢有其先天性，每个人是真的有所不同，由此就能明白那句话“你永远都不会像她那样胖，她永远都不会像你这样瘦”。

（2）身体活动消耗。这里大有文章可做，除了日常身体活动的基本消耗外，可以运动增加额外消耗，运动消耗有许多好处，它直接消耗能量、提升新陈代谢、强化胃肠功能，也会使基础代谢率有所提高。

（3）食物热效应。食物热效应就是进食时的能量消耗现象，最直接的感觉就是饭后身体发热。需要知道的是，这是一种绝对消耗，也就是它不产生任何可利用的能量。这一部分的热能量消耗，在普遍过于饱食的今天，几乎可以忽略不计。

瘦身的方法

通过上面的讲解，我们已经明白，瘦身的最好方法就是增加额外运动，特别是有氧运动。当然，现在还有许多其他方法，有的方法我表示支持，例如辟谷法和针灸法。有的方法我表示反对，例如抽脂减肥。

请不要过度减肥，也不要追求快速减肥。事物往往是欲速则不达。要在“贵有恒”上下功夫，要在日常管理上下功夫，慢慢地减下来，不再反弹才是真功夫，好功夫。

瑜伽对瘦身的好处

瑜伽有其自身更高的维度。所以要明白，练习瑜伽可以瘦身减肥，但那不是瑜伽的目的，那只是瑜伽的附带功能而已。瑜伽不教这些，瑜伽只是带来这些。

全面正确的瑜伽练习，可以改变你的内在系统，增加消化火，火元素提升了，自然就会瘦下来。

瑜伽的体式法可以燃烧多余脂肪，增加身体的柔韧性和灵活性，让人体的可用性得到提高。

瑜伽的饮食管理是最有魅力的，不是你要吃什么，而是随着瑜伽练习的深入，你开始自然地知道吃什么和不吃什么了。这里没有控制，一切自然发生。

总之，瘦比胖好，瘦一些会更健康。美丽很重要，毕竟我们生活在感官的世界。

瑜伽如何帮助你更好地度过更年期

“更年期”是男女都有的，男性的更年期长期没有受到重视，这很是令人遗憾，相对于女性来说，男性的更年期更需要照顾和呵护，这一点我想大多数女性都会认同。但今天，我们主要还是围绕着女性的更年期展开话题。

更年期的概念

女性更年期，是指女性在绝经过程中的身心变化和症候。

众所周知，女性有“月经”现象。月经是一种生殖周期现象，能有“月经”的只能是灵长类动物。但其他的除了人类和灵长类以外的动物的发情周期，不称为“月经”，而称为“发情期”。例如一只小猫，说它发情了，但没有人说它来“月经”了。

一个女性第一次来月经，被称为初潮，这标志着她进入青春期，一般发生在12岁左右。从12岁的初潮到48岁左右，停止月经乃至绝经，这一段大约有 36 年。在理论上这是有生育能力的时期。

绝经是每一位女性生命进程中的必经之路，没有人可以跨过，这如同死亡一样，是必然之事。绝经年龄和遗传等因素有关，但迟早都会到来。

有的人觉得她没有更年期，其实那只是不明显而已。有研究表明：更年期症状不明显，并不一定是好事，这预示未来可能产生其他方面的疾病。

绝经就是卵巢内卵泡用尽或卵泡对促性腺激素丧失了反应，卵泡不再发育和分泌雌性激素。简而言之，绝经就是卵巢功能衰竭所致。卵巢功能衰竭，雌性激素减少，那分布在全身的组织器官内的雌激素接受体，即靶体没有雌激素供给，就会引发器官和组织的退行性病变。确实，女性身体的各处都需要雌性激素。这种被称为雌性激素的女性荷尔蒙供给，一旦发生断供或供应减少，就会导致一系列的机体反应。

雌性激素断供或供应不足，是更年期综合征的问题核心。雌性激素非常的重要，它可以保持皮肤的细嫩光泽，控制脂肪的分布，让脂肪长在应该长的地方，去它该去的位置，丰乳肥臀就是理想的雌性激素分布所致。如果脂肪到了别的地方，那就抓紧瘦身吧。此外，宽大的骨盆、如丝般润滑的毛发，也是雌性激素作用的体现。

一般而言，体态优美的女子，雌性激素是高的，它是塑造女性曲线的主因。就体态而言，主要有沙漏形、苹果形、水桶形三种。沙漏形是雌性激素高的表现，有些研究还说雌性激素高者智商也高一些，虽然这一说法似乎和我们的日常生活常识并不完全吻合。

总之，雌性激素控制女性体内环境，对所有器官和组织都起到重要作用。当然它还负责女孩的发育、女性的生育、生命周期等等。

更年期症候

更年期症候就是女性在绝经前后，也就是雌性激素分泌减少、女人走向衰老的过程中出现的一组症候。例如：潮热，就是血管舒展收缩功能不稳定了，产生爆发性的出汗，皮肤有灼热感，并表现为发红。还有引发高血压、冠心病、肿瘤、生殖和泌尿系统病变，骨质疏松、失眠、易怒，等等。

在精神方面，有的人趋于兴奋，有的人表现为抑郁，总之就是自主神经系统紊乱了。自主神经系统，就是植物神经系统，也叫自律神经系统，就是不由主观管控的系统。

瑜伽练习和女性更年期

更年期多发生在45岁到55岁之间，有早发的，也有晚来的，时间跨度很大。更年期的周期不同，一般来说两三年左右。

总之，更年期是不可避免的，所以要学会合理面对。

从心态上就接受它、允许它发生，学着和它共处，是首要的事情。做到这些并不容易，这和你之前的性格塑造有关，如果你一直是开朗乐观的、平静舒展的，你一直是宽容忍耐的，那就容易一些。不然的话，就要重新做性格陶冶的工作了。这是难的，这个年龄已然是性格难以改变的时候了，这时最需要的是一位老师——不是一个技术型的老师，技术只有有限的作用，需要的是一位能在精神方面给你帮助的老师，越早遇到这样的老师，就越容易度过更年期的难关。

另外，需要合理的安排生活。吃的食物绝不能只是喜欢、不喜欢两类。要多劳动，体力的和脑力的。要充实地生活，但绝不能过于忙碌；还一定要保持学习的姿态，学习新知识是很好的。建议学习语言，语言是知识的钥匙，新生活的窗口。还要读书，读经典，读和生命、和人生相关的书，怎样做蛋糕之类的书，要排在后面读。对了，还要有晒太阳的时间，太阳对于太阳系的生命而言，就是能量之源。

其实，女人过了四十岁，就要重新想一下怎么生活了。人生其实说短也不短，阶段还是要分好、过渡好的。生命是需要几次转化和重生的，需要几次如蛇般蜕皮的。这个要看清楚，思考仔细。

瑜伽对更年期有多大作用，坦率地说，在我所查阅的资料中，没有获得什么有价值的内容。我们总不能因为自己处在和瑜伽相关的工作中就盲目叫喊“瑜伽可以解决一切问题”。

想说一个东西有价值的时候是要负责任的，依据是什么，有没有科学实验，有没有研究报告，有没有数据支持，有没有第三方的认证，不能红口白牙地，就那么信口雌黄了，那是不行的。

我举不出数据来，没有看到研究报告，但我还是觉得瑜伽应该对更年期会有帮助，甚至帮助很大。理由有这么几个：

（1）瑜伽体式至少可以达到健身塑形的作用。仅就单纯的运动而言，这种东方运动要比西方的更好，它的柔韧性、弹性、灵活性、灵敏性，以及身心锻炼的一体性，都是西方以器械为主的体育运动无法比拟的。

另外，传统体式中还有一些不可知的功能和力量。所以如果你做这些体式并依照传统的方式做，那会有意想不到的收获。请记住，你的意识在哪个维度，你的身体就倾向于哪个维度，你的体式的维度就在那个维度。

（2）瑜伽呼吸法和契合法对身体有着极强的修复功能。这一点不需要质疑，因为一个可以让人长生不老的技术，解决这些身体的疾病一定是有办法的。

（3）瑜伽冥想是最伟大的方法。至少它可以平复你的情绪，带来安宁和舒适。

这些瑜伽技术一定是可以帮助女性顺利度过更年期的。瑜伽修行永远都是从离开瑜伽教室开始的，让瑜伽体现在你的生活中，如果你过着瑜伽士的生活，那还有什么忧愁的呢？

更年期问题，在某些阶段还是需要医学的帮助和药物的治疗的。上面谈到更年期的定义和原因的时候，其实都是西方医学的概念，这确实是准确的，但未必是完善的。对此，中医学、藏医学和阿育吠陀医学都有不同的定义和对其原因的解释，这是系统不同造成的，没有好坏对错。但是在问题的解决方案上，建议大家都可以考虑。藏医学的妇科很出名，中医是自家的瑰宝，阿育吠陀也有独到之处，博采众家之长，一定可以找到满意的解决方案。

其实，我们基本上是控制不了自己身体的。当你真的明白这点的时候，就会释怀了。而所谓的医学、瑜伽等身体维护的手段都远未完善，我们也可以自己去探索解决之道。

瑜伽有针对经期的练习吗

月经基本概念

什么是“月经”？正如一个每天都呼吸的人未必知道呼吸的原理，一个经历丰富的人也未必就明白人生的真谛，想必并不是每位女性都真正了解什么是月经。

月经是发生在人类以及灵长类动物身上的生理周期现象，通常发生在处于生育年龄阶段的女性和一些灵长类动物的雌性身上。

月经的第一次到来，被称为“初潮”，一般在 12 岁左右，也被称为进入青春期的标志，理论上在 48 岁左右不再有月经，这被称为“绝经”。

这种生理周期现象，通常表现为周期性的阴道出血，时间上并不是严格意义上的“每月”。月经的周期因个体不同而不同，一般而言月经时间通常为 3 ~ 7 天，前 3 天疼痛等不适现象较明显。

月经的究竟目的是什么？其实，月经就是排卵期后，因卵子没有受精，整个机体为这次排卵做的收尾工作和为下次排卵做的准备工作。在育龄女性的排卵期，卵子若受精，那受精卵就会去子宫发育，下次月经将会停止；若没有，则下月继续来月经。

这里，我想特别说两句。儿童时期和青春期的性教育非常重要，父母或师长在这方面扮演着重要角色，需要特别关注而不是回避。不要做无谓的遮掩蒙骗，这会埋下一个不好的因。另外，也请不要输入过多的道德伦理观念，甚至让孩子们认为这是罪恶的。我的意思是，作为人类，身体的整个系统并不是我们设计的。我们生下来就是这样的，只能接受。所以首要的是把系统本身说清楚，并加以科学的解释，至于怎么合理、正确地使用这个系统，则可以和孩子一起讨论。

月经和瑜伽练习

在了解了“月经的基本概念”之后，再来讨论两个问题：一是女性瑜伽练习者是否能在月经期间继续练习瑜伽，二是瑜伽是否对月经疼痛等问题有帮助。

女性瑜伽练习者在月经期间是可以练习瑜伽的。但经期的前三天，建议停止任何练习，理由是月经期间，女性的生理和心理都处在特殊时期。月经本身会给身体带来疼痛等不适，心理也会有很大的变化，静养是最好的选择。再者，月经本身就是一次调整，它对女性身体有很多直接的利益。

过了前三天，可以恢复性地进行一些练习，比如瑜伽冥想法、瑜伽呼吸法都可以正常练习了。瑜伽体式法则应选择以放松为主的体式，采用轻柔的、舒缓的方式进行练习；要避免对腹腔形成压力的体式。

在生活中，有些女性瑜伽练习者非常的努力。现代意义上的“努力”有时候是一个坏观念，因为努力和崩溃紧密相连，对瑜伽而言，就是残忍的、不合理地使用身体。

努力在古代被称为精进，不正确的、没智慧的努力被称为邪精进。邪精进的特点是距离正确的目标越来越远，会加速地离开正确道路。所以，请不要过于努力，不要邪精进，平稳前行才是坦途，才是安稳之道！瑜伽的目标并不是在远方或未来可以实现的什么东西，而是就发生在每个练习的当下，进而开展到生活的当下。

关于瑜伽是否对月经疼痛等问题有所帮助，回答是：如果正确的练习一定是有的。以舒缓、轻柔、放松为目的的体式，瑜伽冥想术，瑜伽呼吸法，瑜伽休息术，怎么可能对月经没有好处呢！

瑜伽科学的价值和作用并不是我们有限的知识可以理解和判断的。月经和月亮的周期运行大体一致，它是宇宙能量的表达。这种生育繁衍的阴性能量和瑜伽哲学观是完全一致的。尊重身体的设计规律和运行原理，这样你才可以和这个自主“智能”机器和谐相处。

愿女性朋友们利用好自身的宇宙能量！

孕妇可以练习瑜伽吗

有意思的是，通常卵巢一年只生产 12 个卵子，平均每月一个，数亿个精子以狂奔的姿态进入输卵管，最后进入输卵管的精子在此遇到卵子，精子们围绕着唯一的卵子；但是只有一个精子可以进入到卵子内使其受精，受精的卵子就会移入到子宫发育为胎儿。

在印度文化中，仅仅有精子和卵子的结合是形成不了生命的，还需要一个所谓的灵魂身，即业力身，只有三者结合才能形成生命。就好像精子和卵子是五大元素等硬件设施，业力身则是放入硬件中的软件、程序之类的东西。在《佛说入胎经》中，界定生命是从受精开始的，但是也有人说只有移入到子宫之时才算是生命的开始。

有许多年轻夫妇因不能生育而苦恼，这可能是女人的原因，也可能是男人的问题。总之，现代人的生活方式问题不小，原本自然生育的事情已经变得非常困难，唯有改变生活方式才是根本解决之道。若是退而求其次，建议可以去练习瑜伽，有意思的是有很多不孕的女士跟我的学生——那些瑜伽老师学习之后，不久就怀孕了。因为这个原因，我有几个学生都被人们称颂为“送子观音”，虽然有的学生是男生。

另外，一旦受精，新生命已然在体内，就要倍加爱护这小生命，让他健康成长。

对于现代人而言，要不要孩子也是一个大问题，这确实需要考虑。养育孩子的时间成本非常高，教育成本则更是可观。从这一点来看，人类社会似乎毫无进步。孩子出生只是有了人的外形，但其真正成为人还需要另外加装一套系统。这系统包括谋生系统、成为真正的一个人的成人系统和作为民族文化继承者的文化系统等等。总之，要将他培养成为一个对人类的有益者。

女性在承担孕育生命和繁衍后代的使命中背负着种种风险，孕期和产后的心理和生理的变化也非常大。例如：怀孕后会产生厌食呕吐的现象；孕期胎儿代谢的压力使得自己的体重增加，营养过剩，会产生糖尿病、高血压；还会有早产和难产等可能。产后的身体变化比较大，需要精心的修复，同样心理上的变化也是非常大的，产后抑郁时有发生，这也需要很好的辅导和梳理。

总的来说，瑜伽在现代化的过程中，在孕产方面发展得是最专业、最成熟的，对某些问题的治疗也十分有效。

瑜伽的好处反映在女性方面是最为明显的。有时候我甚至怀疑瑜伽就是专门为女人设计的。第一位瑜伽士湿婆把瑜伽的秘密传授给了他的妻子帕尔瓦蒂，全知的湿婆是不可能不考虑自己妻子的性别特征的，因为智者传授知识必然是因材施教的。何况帕尔瓦蒂还生了两个孩子——室建陀和葛内沙，在孕期和产后也是需要精心照顾的吧。

瑜伽对亲密关系会有帮助吗

什么是亲密关系？亲密关系是一种特殊的关系，这里所说的亲密关系不是指非常要好的朋友关系，它是建立在一般的亲密关系之上的，一般的亲密关系是互相信赖、信任、适合倾诉的朋友，甚至是灵魂伴侣。但这里讲的亲密关系则特指两性关系，指的是亲密到此的关系。这个定义的边界是这样的，它排除了没有感情为基础的性关系，如利诱的、交易性的；也不指在道德和法律下的性关系，即不特指夫妻性关系。当然，同性的亲密关系也不在讨论之列。

何为关系

诚然如此，人是群居的，始终活在各种关系中，父亲、母亲，祖父、祖母，外公、外婆，兄弟姐妹，大姑、大姨、叔叔、舅舅，嫂嫂、婶婶，朋友、同学、战友、工友，这关系蔓延无边……童年、少年、中年、老年，从出生开始，你就和世界有了瓜葛，枝枝蔓蔓，无法摆脱。很少有人能够很好地处理各种关系，无数人陷入各种关系中，一生受其所累，不能自拔。因而，处理各种关系要用心、留心。

好的关系的起点是从接纳开始的，关系的密义则是距离，成功的关系是影响彼此、让双方都变得更好。

亲密关系

但在各种关系中，亲密关系无论在身体的接触上，还是社会活动交往的频率上、活动的场域上，都是最大的。恋人、伴侣、夫妻、情人，都是典型的亲密关系者。

亲密关系是一种定义了的性关系，主要发生在婚姻内部，但也发生在婚姻外部。

婚姻关系不只是简单的性关系，但在婚姻内部，性关系是受到法律保护的。一夫一妻制是今日世界婚姻形式的主流，这是文明世界的标志，在这一点上不得不说人类是进步一些了。因为从人类的历史来看，一夫一妻制从来都不是主流。一夫一妻，这个制度设计的主要目的就是为了保障人类的性权利。即便如此，男人找不到老婆的事情还是时有耳闻，如果没有一夫一妻制，那情况就更不乐观了。

性关系在不同文化中的合法性是存在争议的。由此可见，性的本质是没有道德意味的，性是本能的、是生理的需求，有人甚至认为“人的根本是性的”，在这方面人是动物的。

另外，人类会为性爱的快感而去发生性关系，性爱对于人类而言是一种娱乐，是一种极致的感官享受，这种快感应该是人类舒适体验的顶点，似乎只有深入的禅定的喜乐可以超过它。所以，性爱在人类这里甚至发展成为一种产业。

综上可见，性行为对于人类不仅仅意味着繁衍，它还是基本的生理需求，这种需求不是可有可无的，它是自我实现的一部分。如果压抑性，性需求得不到释放，人的生理和心理都会不健康。

因而，对性爱需求完全不需要有负罪感、恐惧感，过多的道德是对人性的摧残。在东方的土地上，无论是印度还是中国，有多少女人因为丈夫的去世而被迫陪葬，或者高挂贞节牌坊被剥夺人性。性权利和生存权、教育权一样，都应该是人类的基本权利。在不侵犯、妨碍他人的情况下，每个人都有表达性爱、满足性欲的权利。

瑜伽与两性亲密关系

瑜伽对提高两性的亲密关系一定是有帮助的。这不仅仅因为瑜伽体式可以提高人的体能，而且哈他瑜伽是赞美身体的。在哈他瑜伽练习中，开发人体的被称为“中脉”的能量通道是其全部意义所在。那股能量是巨大的，可以通过打开的通道，上行、绽放，净化、打开、刺激、唤醒人体通道。总之，让脉轮发挥效力，对提高人类的性生活、让关系变得更亲密都是可以实现的。这也刚好是瑜伽的神秘面相。

当然，哈他瑜伽的目的是让人向上升华。在人类之上，似乎还有精微的神的世界，而人类的下方则是粗糙的动物界，因而适当地控制“性”，确实也是人类文明的标志，更是瑜伽士向上的能量源。

瑜伽给女性带来什么

显而易见，这是一个女性练习瑜伽的时代，也是女性对瑜伽有所作为的时代。如今在全球练习瑜伽的主体是女性。在中国的瑜伽馆里，见到女人和男人的概率大概是 10 ∶ 1，也就是说，如果你见到十个女人才有机会看到一个男人。同时瑜伽老师的主体也是女性，特别是在基层教学的主要是女性。因而可以说，瑜伽正在改变女性，同时女性也正在潜移默化地影响着瑜伽的未来发展。

我甚至怀疑瑜伽就是为女人而设计的，女人在任何生命阶段都是可以练习瑜伽的。

在儿童的时候练习瑜伽，是最容易把瑜伽融入到将来生活中的。从小就开始好的事情，总是对将来利益无限，那种玩的状态，没有企图的状态，就是瑜伽的本质面。让瑜伽伴随孩子成长吧。

青年时期练习瑜伽，可以让自己变得更美丽，身体更轻盈，耐受力也会得到有效提高，这是不练习瑜伽的人所不能比拟的。

中年时期练习瑜伽，好处可能是最多的。它可以缓解情绪，强壮身体，预防疾病。预防疾病是最重要的事情，从某种角度而言，真的有病了就有点晚了。

老年人练习瑜伽，也是完全没有问题的。瑜伽不仅适合任何体质状况的人，瑜伽也适合任何年龄阶段的人。只是老年人练习瑜伽应该缓慢些，特别是体式练习更应循序渐进，不急不躁。

其实不仅仅是老年人，所有瑜伽练习者都应该循序渐进地练习，追求更高难的体式或更长的闭息，本身就背离了瑜伽的精神，那些以显示、比较为目的的瑜伽练习可以说是丑陋的。

想成为瑜伽士就应该学会内敛，在古代有修养的人都是谦卑含蓄的。虽然今天推广瑜伽的学习确实需要适当的宣传，做一些必要的广告也是完全可以理解的。但若失去了尺度，丢了操守，声嘶力竭地叫卖就未免过了。其实瑜伽是自己的练习，是躲在一个地方的自我修炼。它是大龙口中的宝珠，是修道人的金丹，是不愿让外人看到的，是生怕人知道的才对。

我们应向女性致敬。因为女性是所有人的来处，所有人都从妈妈那里来到世界，都是被妈妈抚养、照顾、教育成人的，也应因此给女性以最大的尊重。在印度史诗《摩诃婆罗多》中，般度五子的母亲贡蒂妈妈，就是母亲最好的榜样之一。

在任何时候、任何情况下，任何人都不可以轻视女人，湿婆的妻子萨蒂向我们展示了女人愤怒后所产生的巨大能量，她的愤怒生生化作了50个圣地，变成了对人们的恩典和庇护之所。在印度瓦拉纳西，那燃烧的愤怒之火甚至可以把凡夫送上天堂。

如果你在女人身上见不到神秘的面相，不因她的巨大的阴性能量而生起敬畏，我说你还没有看到过女人。帕尔瓦蒂就是湿婆，湿婆就是帕尔瓦蒂，阴和阳就是宇宙的全部面相。爱你的妻子如同爱你自己，因为你在她那里可以见到自己。

没有人不想得到姐姐的庇护，我们也总是因为有了妹妹，多了责任，进而迸发出勇气。这勇气若是壮大，甚至可以征服世界。

要说到女儿，那确实是没有人不想拥有的，这就好似龙宫中的珍宝落在了自家，世界也就没什么需要再去争取的了！有了女儿的人呀，从此就忘掉了忧愁和烦恼。

瑜伽融化女人，女人融化世界。祝福你们，那些融化世界者！

उ

第五章

瑜伽对现代人身心健康的贡献

瑜伽文化常识

瑜伽是一种工具，是帮助我们渡过艰难人生的工具，犹如渡过河流的舟筏，翻越大山的拐杖，寒夜之暖室，酷夏之清泉。

瑜伽是一种生活方式，是一种高度自律的生活方式，是一种不断净化身体与心灵的生活方式。

瑜伽是一条道路，是从低处走向高处，是一条超越自己的局限进入更高维度的道路。

瑜伽是一种信仰，是全然投入到自我生命改造的信仰，是一种完善自己的信仰。

瑜伽是一种行动方式，是行动者行动在世界而不被世界染污的行动方式。

瑜伽怎样唤醒你的身体

诚然如此，在人的一生中，健康是最为重要的。一个人来到这个世界，便通过五种感官——眼、耳、鼻、舌、身，去认识外部世界，同时也通过心灵体验自我，进而有所追求，有所期许。崇高者追求崇高，平凡者欲求平凡，贪婪者痴迷贪婪，奉献者沉浸奉献。

总而言之，百千想法萦绕，得失之间，很少有人能不身心疲惫的。人于百千生命之中，是最为善思者，有人曾说除人之外无思维，是的，思维能使人达到精神升华，这升华超越了庸常，而赋予生命真正的价值和意义。

然而，多思者的困惑之一就是会令这个色身和心灵分离，这个色身会变得僵硬麻木，甚至失去觉知，好似冻住一般。这是不可以接受的，因为色身实乃心灵的居住之所，灵性成长之地。虽说生命的过程就是色身变坏的过程，但如何加以适当的维护，延缓这一进程，就显得十分必要了。

在讨论瑜伽如何唤醒身体之前，要先说说“什么是身体？”

虽然人人都有一个身体，但对身体的认知有很大不同。西方人会把身体看得很“实”，身体似乎更像一部机器，是由躯干和四肢构成的一个整体，或者说是一套生理组织的全部；根据功能可以划分为几个系统，呼吸系统、消化系统、神经系统、生殖系统等等。依据这样的划分，锻炼身体似乎更接近于机器性能的提升。其实，提升机器性能真的很好，但身体不能被唤醒。

唤醒身体，当然要从身体开始，但要超越身体。

瑜伽的身体观，则把身体分为三身和五鞘，从粗糙到精微，一层要比一层更精微。物质的、能量的、灵性的，就这样走向精微。

在帕坦伽利《瑜伽经》所指出的八支道路中，首先通过对自身行为的规范，建立与外部世界的关系边界，确定自己的所为和所不为。之后，通过瑜伽体式法，加强身体的柔韧性和稳定性，从而强壮身体。

通过瑜伽体式，可以拉筋，筋长人就变得灵活有力。还可以活动人体的关节，腕关节、肘关节、膝关节、踝关节、髋关节等等，关节的劳动强度大、容易损伤，老化的速度也非常迅速。我们经常使用它们，但很少修复它们。

通过瑜伽体式，可以活动和保护包括颈椎、胸椎、腰椎等在内的整个脊柱。脊柱是最为重要的，它不仅是人体的结构支柱，更为切要的，它还是人体的灵性通道，哈他瑜伽的成就观就是全部建立于此的。

瑜伽体式还可以提供有韵律的动态运动。节奏对于激活人体的能量至关重要，律动是自然的本质属性，没有律动就没有生命，也不会有真正的生命升华。

当然，如果体式仅仅是身体的运动，还不足以构成瑜伽体式的价值。瑜伽体式的真正价值是唤起内在能量，这也是我对现代瑜伽发展中时常感到遗憾惋惜的地方。我并不反对瑜伽的现代化，相反很支持瑜伽的现代化，发展和适应当代都是非常必要的事情。我的意思是说：我们要知道某物的优点和缺点。不在盲目中行走者，必然不是盲眼人。

通过瑜伽呼吸法，可以在内部唤醒身体，呼吸法是瑜伽科学的精华，是瑜伽的秘密所在。在那里，人体就是一个装满了气的袋子，或者说是内部有空间的陶罐，呼吸则连接内部与外部，并决定容器的状态。练习呼吸法的人就是一个拥有平静的陶罐。

通过制戒、内制、体式、呼吸法、感官收摄这五支的积累，再到专注、冥想，进而达到三摩地，八支齐备完善的时候，净化得以开展，这时候真正的唤醒才成为可能。所谓的唤醒必然是发生在冥想之中的。通过次第的瑜伽八支法的练习，身体被唤醒，僵硬的、没有能量的身体转化成充满能量和散发智性之光的身体。

为什么说瑜伽是一种净化

“瑜伽是不是一种净化？”回答是肯定的，瑜伽就是一种净化，实际上没有比用“净化”更好的词来定义瑜伽了。这个描述最贴切、最准确，也最能反映瑜伽的特质。

是的，瑜伽就是一种净化方法，是用来净化自我，净化人类的方法。

人类是否需要净化，人真的需要净化吗？这样说吧，如果一个月没有洗澡，你就不会再有这样的问题了。对于那些喜爱干净的人而言，一天没有洗澡都是无法忍受的。洗澡就是一种净化。《瑜伽经》的注释者毗耶娑仙人称这是外在的净化，他说这是“泥土和水的净化”，即是身体的净化，用水洗净身体的污垢；泥土包含着这样的意味，在古代泥土是去污剂，相当于今日的香皂和浴液。外在的净化是重要的，头发、胡须、体毛、指甲、牙齿，都需要我们去净化。干干净净的你，会更加自信，也会更容易让别人接受和喜爱。

瑜伽士和修行者的外在净化也是很重要的。古代的典籍经常说，某某修行者因为忽略外在净化而无法获得禅定，真正的修行者都是非常洁净的。即使你看到他有些不洁净，那也只是表象上的，若是真的不洁净，是难以获得修行的成就的。

另一种外在净化是食物净化。所谓的食物净化就是有选择地吃。因为食物可以决定你健康与否，决定你的性格以及你的一切可能。可以这样说，食物可以改变你的性格、你的生命状态，甚至是你的灵性高度。一般而言，有人吃素，有人吃素也吃荤，有人在意营养，有人更在意口感，有人喜欢中国菜，有人喜欢印度食物，有人则喜欢中西合并的融合菜，不一而足。

贫穷的吝啬者在集市中寻找腐烂衰败的食物，寻找没有了生命活力的种子和果实，寻找那些行将衰败的植物的根茎和叶，还有那些陈年的米和面，只是因为价格更便宜。请记住，贫穷者也有一定的选择新鲜食物的经济能力，而贫穷的吝啬者则毫无选择新鲜食物的机会了。这和富裕的吝啬者没有本质的区别。吝啬者不同于节俭者，吝啬者是世界上最可悲者，甚至是无药可救的。

普通人确实什么都吃，普通人会在任何地点、场所和环境中用餐，也会和任何人就餐。但是，一个合格的瑜伽士断不会如此，一位修行者会把食物看作是自身净化的一个重要手段，他们会非常谨慎于此，吃什么，吃多少，在哪吃，与谁共餐，都须小心。

综上可知，虽然食物和水的净化都是外在的净化，但外在影响内在，这不容忽视，这构成了瑜伽士生活的重要部分。

同时，还有身和语两种行为需要净化，它们是内在净化。依据数论哲学，人有五种行动工具，即口、手、足、肛门和生殖器，被称为“五作根”。人的行动全然有赖于此，而人又不得不行动。

五作根各有其功能，可以简略地划分为身和语两种行为。身包括了手、足、肛门和生殖器；语就是口。

这两种行为需不需要净化呢？当然需要。

先说说语言净化。五作根中的口有两种功能，进食和使用语言表达交流。其中的语言功能则具有行动的特征。因为行动就会留有痕迹、造成业果，产生未来形态的势能，行动有善的行为和恶的行为。语言净化就是要把我们自身的恶行减少、直到消除；让善行现起，以至增广繁茂。具体而言，语言上的净化包括：

不说粗恶话。不骂人，不说脏话。

不说谎话。不说谎，不编排子虚乌有的事情。

不说离间语。不挑拨离间，和张三说李四的不是，又和李四说张三的不是，这两舌之言最为伤害感情、破坏友谊。

不在背后说别人的不好。这是大修养，请切记为要，谨慎小心。

少说乃至不说废话，过多的装饰语令人生厌，毫无意义的表达使人困乏。

也不要说含糊其辞、语法混乱、不完整的话。那些过于拗口，隐晦的话也是不适当的。这令人疲惫。

净化我们的语言吧，每个人都需要净化语言。

要说真实的话，思想和语言保持一致。

要说柔软的话，说有利于他人的话。

要说别人听得懂的话、完整的话，简洁清晰地说话。

要说完整的、有逻辑的话。多读经典，学习古人如何说话，学会说具有美感且含义深刻、回味深长的话。

要学会最有力量的语言，最有力量的语言就是沉默，体会沉默之美，庄严宁静，这是语言的高处。

身的净化，手、足和生殖器具有行动的特征。人们主要的行动都是由手和足完成的。建立、创造还是毁坏、破坏，奉献、给予还是贪婪、榨取，向上超越、直入不死之地，还是向下堕落、坠入黑暗的地狱，全赖手足所造。

用双手实行善行，再用双手阻止恶行。勿以善小而不为，勿以恶小而为之。这就是手足的净化了。

讲了身和语的净化，最后简略地说一下意的净化。数论哲学中还有一个“意”，“意”以一切为对象。意的净化，在身语意这三种内在净化中最为重要。

有句古老的印度诗歌，意思是所有的行动都是以意为先导的，正所谓“诸法意先行”。所有的行动都是由意而产生形成的，意起主导的作用，正所谓“意主意生成”。管理训练“意”或者说“念头”，随便你怎么称呼它，都是最难的工作。意是行动的源头、是萌芽。在源头上下功夫是最为必要的工作。如果意被净化了，其他的则如失去了土壤和水的植物，必然也就毁坏灭亡了。所以我说，意为最高的净化。

综上所述，这里讲了五种净化：两种外在的——水和食物，三种内在的——身、语和意。在五种净化得以开展、增长壮大之时，正如擦拭过的镜子或被提炼后的金子，那难以见到的真我、自性就会显现。这是瑜伽的根本目的，也唯有净化才可以得见。

在此，我赞美火，因为火的本质意义就是净化。

让我们点起瑜伽之火，高唱净化之歌吧！如此做的人，将走向光辉崇高。

瑜伽如何提升我们的专注力

瑜伽是否可以提升我们的专注力？这个问题的答案是明确的，那就是瑜伽是训练专注力、培育专注力、开展专注力、提升专注力的最好方法。甚至可以这样说：瑜伽就是为了训练、培育、开展、提升专注力而存在的。如果瑜伽不能培育专注力，我甚至不知道什么可以提升专注力了。

什么是专注力

什么是专注力？专注力是一个现代词汇，是指人在进行一项活动的心理状态，是认知得以活动开展的推动力。

这里“一项活动”的语意，包括静态的、动态的，喜欢的、不喜欢的，枯燥的、机械的、乏味的，生动的、活泼的、有趣的，等等。

有些人的专注力天生就好些，但专注力主要是通过后天培育的。专注力其实是一种意志力。

专注力的价值意义

专注力的作用和价值是这样的，没有基本的专注力，任何事务都无法开展。进而，专注力就是成功率，所以说没有专注力就没有成就。专注力越强、成就就越大。训练专注力的必要性正在于此。

现代人为什么失去专注力

今天，人们比以往更加缺乏专注力，其主要原因是科学技术带来的生活方式的改变。当今时代，一个普通人一天需要处理的信息量至少是 100 年前一个人一生要处理的总量。人们通过电视、手机、网络获得的信息内容多得可怕，我们甚至知道地球的另一端今天发生了一起车祸。就这样，我们要处理如此多的毫无意义的信息。目标太多，专注力必然丢失，无法停留在“一项活动”中。

这看似普通，但事实上非常可拍。因为专注的时间不够，我们难以获得任何事情的成就，人会变得浮躁、焦虑、狂躁。世界的进步，似乎给人们带来了干扰，并破坏了安宁。

失去了专注力，意味着我们将肤浅地活着。

如何培育专注力

人们已经注意到专注力的重要性了。学生、家长、老师、商业人士，都应该接受专注力的训练。最好的练习方法就是瑜伽。但请注意这里说的瑜伽是包含八支的瑜伽，是帕坦伽利在《瑜伽经》中所铺陈的瑜伽之路；是具有四支法的哈他瑜伽之路。任何不涵盖所有支法的练习，都不是这里所指的瑜伽。正如盲眼者无法独自穿越闹市，肢体不全的人士无法独自翻越高山。个别的瑜伽支也达不成瑜伽的目的。瑜伽必须是一个综合训练，瑜伽必须要以传统为根基，瑜伽训练必须获得古老经文的支持。

冥想其实就是古代的专注力练习法。只不过，它的训练程度更高级、目标更远大。

瑜伽八支的前五支作为准备支：

制戒和内制（yama niyama），完成了行为管理；

体式（āsana），建立了色身的稳定基础；

呼吸法（prāṇāyāma），初步控制了意识状态；

感官收摄（pratyāhāra），进而可以控制感官工具。

感官收摄是前四支的第一个综合结果，这是由外支向内支过渡的一个转换支。这为迎接从第六支到第八支，被人们称为内三支的开展，夯实了基础。前五支可以推动第六支专注力（dhāraṇā）的发生。第七支冥想（dhyāna）就更为高级了，它已经超越了专注力。

现代的专注力练习在本质上是一种疗愈，是一种治疗技术。

另外，一个人能够找到自己的生命职责并投入到他的职责中，投入到使命中，投入到他认为具有最大的价值和意义的事情里，投入到对众生最有利益的事情中，专注力的问题自然也就解决了。

瑜伽对心理疾病的疗愈作用

瑜伽对身心有一定的疗愈作用，特别是在某些心理疾病的治疗上，它的优势明显。

心理疾病的定义

在日常生活中我们经常会看到病人，但多半是患有身体疾病的人，很少会看到有心理疾病的人。再早的时候，人们甚至都不承认有心理疾病这件事，认为心理疾病不是病。

有的人每天都在嫉妒中生活，见不得别人半点好。有的朋友非常固执，听不得别人的不同观点，更不要说别人的意见建议，更别提批评了。有些人每天都在防范、怀疑别人，有的人则每天都在搞阴谋诡计，使用手段、耍手腕。其实这些都是人格的扭曲变形，这些行为除了道德品质因素以外，深层次看都属于心理疾病的范畴。

心智不成熟，心理不稳定，心灵层次太低、没有高度。这些都是心的品质低劣、人格不完善造成的。

心理疾病非常普遍，只是程度有区别罢了。大多数人还没有表现出异常，所以不容易被发现。当被发现时，其实已经很严重了。另外，很多心理疾病已经“合理化”了，人们认为这些是某人的性格特点，其实是心理疾病。

有人定义“心理疾病是脑功能障碍，是破坏了大脑功能的完整性、个体和外部环境的统一性和一致性所致”。依我看，这个定义并不好，或者说它还不够科学。如果认为心理的问题一定是物质身体的某种功能发生问题而造成的障碍，这表明我们对心理的研究还远远不够。所以要谨慎地看待这个定义，目前确实还没有更好的关于心理疾病的定义。

常见的心理疾病有哪些

心理疾病是不分年龄的，儿童、少年、成年人、老年人，都可能有心理疾病。有生理导致的心理疾病，如：经前期综合征，也有性导致的心理疾病，如性厌恶、性瘾症等；洁癖是心理疾病，物质依赖也是心理疾病。

瑜伽对心理疾病的疗愈作用

瑜伽可以帮助心理疾病的患者吗？如果可以，能起到多大作用？

一般情况下，瑜伽无法帮助一个精神疾病患者，这超越了瑜伽的能力范围。要清楚心理疾病和精神疾病的区别，精神疾病患者常会出现幻觉、幻听、妄想，表现为行为怪异、哭笑无常、自言自语等异常的行为。

瑜伽也较难以帮助到神经病。神经病是指人的中枢神经系统和周围神经恶化，导致的器质性病变。这在西医的分科制里属于神经科的范畴。或许，瑜伽可以作为辅助医疗起到一点作用，这还需要数据的支持，待到实验有结果后，才能说瑜伽是否有帮助。神经科疾病还是需要中医、西医或者藏医和阿育吠陀医学的介入，才是正途。

瑜伽真正可以确定的、能起到一定治疗作用的，是对那些情绪障碍类的心理疾病。这种由生活事件导致的情绪波动、造成的心理障碍，可以通过两种方式解决：自我调节和心理医生。大多数人用瑜伽自我调节无效的原因，是他们没有真正掌握瑜伽的技巧。瑜伽的技巧肯定不是一个倒立那么简单。矛盾就在这里，一位瑜伽士是不会有心理问题的，而有了心理问题的人又没有掌握瑜伽技术。而寻求外力的帮助，如去看心理医生则要看运气了，天知道你会遇见谁。

朋友们，瑜伽和瑜伽的高级阶段——冥想，可以帮助你们调节六大类的心理情绪：

第一，焦虑症，如行动性不安等。

第二，恐惧症，包括社交恐惧、黑暗恐惧等对某事物产生的十分强烈的恐惧。

第三，抑郁症，情绪低落、没有乐趣。

第四，强迫症，有强迫观念和强迫动作之别。

第五，疑病症，怀疑别人偷他东西、疑神疑鬼等。

第六，躁狂症以及神经衰弱和歇斯底里等。

在此请注意，瑜伽仅能起到一定的作用，至于作用有多大还有待进一步的研究考证。

在我的教学实践中，有这样的经验：我的冥想练习营会来一些抑郁症、焦虑症和强迫症患者，但没有人会在进入课程前就声明有这些疾病，因而我也没有给出专门的方法。他们在几天的冥想练习后会有所好转，这是在他们离营时或回家后给我写的感谢信中才得知的。正是那些真诚感谢的话语，那种帮助别人后的幸福感，才让我坚定地走在冥想教学之路上。当然这些还只是零散的、很不成熟的治疗经验，所以我谨慎地说：瑜伽只能起到一定的作用。

说瑜伽可以帮助疗愈情绪障碍类心理疾病的理由，除了我个人的教学经验以外，还因为引发这些心理疾病的原因，大多是紧张、快节奏生活、信息量过大、社会关系因素、作息时间不规律等。如果人的感觉、知觉、注意力、记忆、思维、情感、意志、行为、意识、智力、人格发生扭曲变形，这就可以称为心理障碍，或称为疾病。

如今是心理疾病泛滥的年代，我甚至担心整个人类都会患上心理疾病。不要期望医院可以彻底治好你的心理疾病，人类理想的医院还没有出现。医院无法帮助你完成经典和古鲁（即精神导师）的工作。学习经典就是完美的教育，这是达成完善人格的唯一路径。追随指引你生命的老师，确立生命的凝视点，才可以达到稳定的心智状态。唯有改变生活方式，重新定义生命价值，才是彻底解决心理问题的根本方法。

如果你没有心理疾病，练习正确的瑜伽，就不会有任何心理问题。若是有了心理问题，完全可以把瑜伽的生活方式和整体技巧作为辅助治疗的工具来用。瑜伽肯定会帮助到你！

瑜伽很神奇，但瑜伽不是灵丹妙药，请不要神化它！

瑜伽如何改善睡眠质量

什么是睡眠?

常听人们说，床是我们一生中最为重要的用品。为什么呢？因为人的一生有三分之一时间都在床上度过，人的一生有三分之一的时间都在睡觉。

这没有什么商量的余地，人必须睡觉，睡觉不可或缺。睡眠是人体健康最重要的保障，长期睡眠不好必须得到解决，否则后患无穷。睡眠剥夺是十分可怕的事情，一般的人很难遇到被他人剥夺睡眠的情况，而人则常常进行自我睡眠剥夺，一部分确实是工作生活繁忙，但还有一部分则完全是不良习惯，过度社交，沉迷嗜好，甚至是无聊地等到半夜再睡。

睡眠最显著的特点就是缺少的睡眠必须被补上，就像欠了债必须得还一样。所以，睡觉（睡眠）是人不可缺少的生理现象，可以说睡眠的质量就是生活的质量。

人为什么要睡眠

人为什么要睡眠呢？这个问题目前还没有答案。

科学家们至今仍然在探索，在实验室里人们发现，神经有两种活动模式，一种是兴奋，一种是抑制，抑制是为了再次兴奋，抑制在大脑皮层占据优势的时候就会导致睡眠。睡眠似乎是为了加固神经细胞的连接，不让神经线出问题。显然，睡眠并不只是让肌肉休息，而似乎更是为了让大脑休息。人体大脑的重量只占体重的 2% 左右，但消耗的能量却占整体消耗量的 20% 左右。大脑必须休息，但大脑是如何在休息中获益的，这目前尚不清楚。

睡眠的过程

睡眠的过程是这样的，一开始是快速眼动睡眠，即是人们说的浅睡眠，这个阶段人是多梦的；然后是非快速眼动睡眠，就是深睡眠，这种慢波睡眠是好的睡眠状态，婴儿的睡眠大都是慢波睡眠，我们所要努力达到的睡眠就是这种。

睡眠疾病的种类

睡眠问题困扰着现代人，尤其是大都市的人们，睡不着、睡不醒、睡不好等等，人们似乎越来越不会睡觉了。

睡眠疾病的种类：

睡太多，也叫嗜睡症，是指白天睡很长时间，且进行这种睡眠并没有精神障碍也非药物的作用，也不是睡眠不足引起的睡眠过多，就是嗜睡症。

异常睡眠，包括梦魇、夜惊和睡行症等睡眠异常行为。

失眠则是现代人常见的问题，睡不着，易醒，睡眠困难等都属于失眠。

睡眠不足会导致记忆力减退，效率低下，头昏脑涨，情绪烦躁，注意力不集中，呆滞迷茫，沮丧压抑，甚至出现幻觉、自杀倾向，多疑、易怒、敏感等等。长时间的睡眠不佳，进而造成失眠忧虑和恐惧，这也非常普遍。另外，睡眠是记忆细胞新陈代谢的过程。睡眠的时候，老化的细胞将记忆信息传导进新细胞内，这些信息包括语言等，所以长期失眠也会导致失语症，严重的甚至发生机体器官的病变。

瑜伽如何改善睡眠

瑜伽对睡眠一定有所帮助，但还是那句话，单纯的瑜伽体式，甚至是伟大的瑜伽呼吸法都无法根本解决睡眠问题，只有运用前面课程中强调的整体的、综合的瑜伽练习，才能有效解决睡眠问题，乃至人类的所有问题。单独的瑜伽体式，功力有限，涵盖所有技术的瑜伽生活方式才是正途。

坚守外五支的制戒、内制，使你的人格品格趋于完善、完美；体式练习能有效缓解身体的疲劳、放松身心；正确的练习呼吸控制法，则可以改变我们的意识，“呼吸稳定，意识稳定”；通过“感官收摄”让自己向内，屏蔽了外界的干扰。有了这些，我相信一个身体健康、心性平和、有专注力的人，一定不会有睡眠问题的。

睡眠疗愈方案

科学家正在研究大脑的运作机制和睡眠的关系。古老的瑜伽士告诉我们，睡眠就是能量修补的过程，我们无须知道能量是如何修补的，我们要做的和能做的就是为修补能量提供条件，积极配合，那就是要睡觉，就是要高质量地睡上一定时间，为修补创造条件。

睡眠疗愈不是睡觉前的准备工作，也不是立竿见影地就让你睡着，那是安眠药的功能。睡眠疗愈，是一个需要一定时间一定疗程的改善睡眠的工程。这需要你改变生活习惯、生活方式乃至饮食习惯，需要你每天都做一些日常练习。

下面列出我的教学大纲，分享给大家。

第一是放松练习，第二是腹式呼吸法练习，第三是冥想练习，第四是瑜伽呼吸法练习，第五是瑜伽体式法练习，第六是烛光冥想清洁法练习，第七是睡眠曼陀罗唱诵，第八是阿育吠陀疗法。

放松练习，建议睡前进行。

腹式呼吸法，一般在早上练习。

冥想练习，在早上或晚上进行都可以。

瑜伽呼吸法练习，一天任意时间都可以。

瑜伽体式法练习，也是一天任意时间都可以。

烛光冥想清洁法，主要针对需要清洁者。

睡眠曼陀罗唱诵，也是针对特定人群。

阿育吠陀疗法，适合大部分人。

除此以外，卧室的环境布置，睡眠的姿势以及饮食，也是有一定讲究的，在此只能做简单的说明。

瑜伽文化中的疾病观（上）

生命观决定疾病观。瑜伽的生命观是什么样子的呢？瑜伽的生命观也是印度文化的生命观。人有生必有死，正因为有死才可以称为生，生是建立在死的基础上的，人都是向死而生的，没有人会不死。

当在延展生命的时间轴时，又会发现死其实是一件很难的事情，因为了悟生命者看到的时间轴轨迹类似于圆形，生命轨迹是做圆形运动的。这意味着生命将是无尽的轮回体，出生、死亡、出生、再死亡……周而复始，无始无终，无尽无休。

而每一单个的生命时期又都是生老病死的重复。死亡，既是每一期生命的终点，又是下一期生命的开始。

在 2600 多年前，印度有一位大沙门名为乔达摩，这位大沙门原本是一个小国的王子，因他在四个城门分别见到了生老病死四种生命现象后，认识到生命苦的本质，这被后人称为四门见苦。

这种象征性的手法展示了生命不可逆转的法则。生命就是从出生到衰老、疾病乃至死亡的过程。大沙门乔达摩是这样看待疾病的，他说五蕴即是苦，五蕴是指：色受想行识，色简单而言是指物质的身体、色身；受想行识，大致是指我们的精神、心理和内在思想。五蕴的蕴字是聚集的意思。五蕴是苦，就是说五蕴的非恒长性、变异性和不稳定性。五蕴是集起的，也必将灭去，这就是乔达摩所领悟的苦。

此苦是巨大的，而变异的过程是多种的，其中最普遍的就是这色身的变化。色身，每一天每一分每一秒都在走向衰落。一般而言，30 岁是一个分水岭，30 岁之前身体都在上升期，而到了 30 岁之后则进入下降期，人的体能、精力逐渐下降。慢慢地，身体渐渐开始衰老了。色身逐渐显露出它是病的温床的面相。所谓的各种病无非就是身体机能的衰退衰老，由此引发的疾病会给人们带来巨大的痛苦，从身体的苦受到精神对此受的想象加工，这样一直泛滥下去，直到有被吓死的可能。

有很多人害怕死亡，是因为他们还没有看到死亡的完美面相。当然，即使看不到也是要面对死亡的。

还有一些人并不害怕死亡，只是害怕变老，因为老的所有面相几乎都是衰败和不受欢迎的。但几乎所有人都害怕疾病。只要有这五蕴，身心疾病就无法避免。所以大沙门乔达摩给出这个治愈身体的药方——就是要彻底地摆脱生命的惯常运作模式，而去寻找不再生死轮回重复的方法。

通过以上我们可以知道两件事情：第一，疾病不可避免；第二，最为彻底的治疗疾病的方法就是摆脱生死的相续。

需要注意的是，在印度文化思想中，认为产生疾病并不仅仅是因为身体的机能随着时间推移而衰败这一主要因素。还有一个比这更重要的就是你在这一期生命之前的生命里所积累的生命能量的作用，有人称之为潜印象（saṃskāra），有人称为内在势能，有人则说那是业力。业力才是真正的生命力，不仅决定你的生命形态，也决定了你的生命质量、生命品质，疾病当然也含在其中。

瑜伽文化中的疾病观（下）

在瑜伽文化的疾病观中，重点是如何正确看待疾病，即对疾病的态度。什么是态度？态度这个词，换成瑜伽的语言就是“心意”。心意的最大特点是可以转换；好的心意、不好的心意；善的心意和恶的心意；想要寻死的心意和突然发现生活如此美好广阔的心意。转念了，就不同了。

确定的心念一定是牢牢绑在确定的生命观上的。在生命观上，东西方有很大不同，即便在印度，不同的思想家对生命也有不同的思考。

瑜伽的生命观认为：生命是不断的、封闭的环形运动，没有所谓的绝对死亡。有的印度思想家认为：身体只是我的衣服，生命在无限次的环形运动中不断地变换不同的身躯，身躯会磨损衰老，身躯只是灵魂的工具，当这灵魂的躯壳衰老到一定程度时，灵魂就去另一个新的躯壳中了。

有些思想家则有不同的看法，他们认为生命没有轮回之主体，即没有灵魂。所有现起的都是因缘和合而生的，都是诸缘交织所编绘的、刹那生灭的现象。这是刹那论者的生命观，生命的底色是彻底的无我，既没有身体的我，也没有精神的我，生命只不过是诸缘在空性舞台上的律动而已。

有了这样的生命观，无论是具体的哪种，你就完全地了知死亡了。就知道了死亡其实是生命转化的节点，是灵魂律动的反复音符；就知道死亡在每一次举手间发生，当你每迈出一步，已经生死了无数次。从此，就不会纠结死亡了，死亡都不纠结，疾病对你造成的恐惧就将会降到最低。

接下来还会明白，作为工具的身体、由诸缘所作之躯，确实会变坏。必须接受这一点，毫不迟疑地接受这个事实，这就是放下了沉重的负担。

在瑜伽文化中，我们称身体为色身。什么是色？色的本质就是变坏，凡是能变坏的，才被称为色。色会变化，身体会老化、变坏。接受老，就成了自然的一部分、自然的一分子，你就可以在自然中以最自然的方式展开生命，否则将会更加痛苦。

了知了死亡的你，不再害怕变老的你，或许还会害怕色身变坏过程中疾病所带来的痛苦。“痛苦”又是什么意思呢？痛苦是一个复合词，拆分开是痛和苦。痛和苦是不同的，痛是肉体的体验，即是西医所说的神经的作用；而苦则是精神的反映，是以不了知真相而生出的恐惧为因的，即是西医所说的心理投射。就某些疾病而言，痛似乎是无法灭除的，而苦则有办法灭掉。通过开展包含体式、呼吸法、冥想等完整的瑜伽练习，就可以减弱苦，甚至彻底地去除苦的造作。

讲到这里，若是再加上业力的管理，似乎就更为完美了。业力的管理，实质上就是用今日的汗水建设未来，因为业在未来的三种表现是真实不虚的。而在挥洒汗水的过程中，那未来也在刹那间就到来了。坦率地说，在新“业”的设计、搭建中，当下似乎比可期许的明天更为有意义。

到这里，似乎疾病已不是问题，若还有问题那就一定是一个终极问题：若有人不想再无数次地重复这一期期的生命，不想再停留在这个环形运动中。这是否可以实现呢？当然可以。这是古印度先贤们最爱讨论的问题，也是古瑜伽士们最愿意付诸行动的工作了。只不过这工作是艰难的，是少有人成功的，是不容易开始又很难坚持的。但其原理则十分简单，那就是决绝彻底地毁坏业的运作，关掉这个机器，解构这个程序。我们可以凭借古代圣者给出的方法来实现它，但这确实是九死一生的旅途。

不过，幸好失败者也能收获满满，因为其努力是从净化开始的，是由完善业力管理入门的，是以善心善行为开端的，是凭借道德完善而跨入新征程的。

在此，我已经讲了最为本质的行为学、业力学、净化学，但若还有挑剔者，说我未能给出具体的疾病治疗方式，这似乎会让完美蒙难。既然如此，那在谈完了瑜伽士和圣人们的建议后，我就再试着给一些本该是医者给的建议。

其实，在了知了疾病的原理后，对于如何克服疾病就非常清晰了。首先也是最为重要的，在疾病中即使身体是痛的，但心一定要从病中解脱，心是不苦的、自由的。这通过冥想练习完全可以实现。

其次，在生命中衰老是必然的，但延缓衰老也是可能的。生为中国人是有特殊恩惠的，我们的先祖写了许多遵生养生的书，那是和瑜伽一样伟大的著作，那里满是至理名言，只要遵行书中所说的并且那样做，生命的品质和寿命的延长就是可以期许的。

再次，在今天治疗疾病一定要采用综合疗法，中医的、阿育吠陀的、西医的，都不要排斥而是合理运用。在医院还远未满足人们的需求的当下，还请大家多多关注更为古老有效的中医，阿育吠陀等自然疗法，这是值得认真研究和探索的科学。

亲爱的朋友们，常言道“药能医假病，酒不解真愁”，加强你们的健康管理，防患于未然，才是王道。

附 录

瑜伽经

范娎 • 译

śrī patañjali śloka

oṃ yogena cittasya padena vācāṃ
malaṃ śarīrasya ca vaidyakena
yo'pākarot taṃ pravaraṃ munīnāṃ
patañjaliṃ prāñjalirānato'smi
ābāhu puruṣākāraṃ
śaṅkhacakrāsi dhāriṇam
sahasra śirasaṃ śvetaṃ
praṇamāmi patañjalim

帕坦伽利颂

凭借瑜伽净化心灵，
通过文法净化语言；
运用医药去除身病，
我双手合掌深深礼敬，
最高的圣哲——帕坦伽利！
半身化人形，
海螺，宝剑，法轮常持有；
千头白色大龙族，
帕坦伽利，我礼敬！

योग सूत्रम्

瑜伽经

समाधि पाद

三摩地章

अथ योगानुशासनम् ॥१-१॥

现在，教导瑜伽。

योगश्चित्तवृत्तिनिरोधः ॥१-२॥

瑜伽是心的波动的止息。

तदा द्रष्टुः स्वरूपेऽवस्थानम् ॥१-३॥

那么，见者安住在自性中。

वृत्तिसारूप्यमितरत्र ॥१-४॥

在别处与波动一致。

वृत्तयः पञ्चतय्यः क्लिष्टाक्लिष्टाः ॥१-५॥

波动有五种（有）烦恼（和）无烦恼的。

प्रमाणविपर्ययविकल्पनिद्रास्मृतयः ॥१-६॥

量、颠倒、概念、睡眠、记忆。

प्रत्यक्षानुमानागमाः प्रमाणानि ॥१-७॥

现量、比量、圣言量是量。

विपर्ययोमिथ्याज्ञानमतद्रूपप्रतिष्ठम् ॥१-८॥

颠倒是错误知识，以非真实为基础。

शब्दज्ञानानुपातीवस्तुशून्योविकल्पः ॥१-९॥

声音知识升起（但）没有实体是概念。

अभावप्रत्ययालम्बनावृत्तिर्निद्रा ॥१-१०॥

认知不存在的波动是睡眠。

अनुभूतविषयासम्प्रमोषः स्मृतिः ॥१-११॥

对体验过的对象没有忘却是记忆。

अभ्यासवैराग्याभ्यां तन्निरोधः ॥१-१२॥

通过练习和不执着，它们可以止息。

तत्र स्थितौयत्नोऽभ्यासः ॥१-१३॥

在此，练习是成就稳定。

सतुदीर्घकालनैरन्तर्यसत्कारासेवितोदृढभूमिः ॥१-१४॥

且要长时间、不间断、热忱，它才根基稳固。

दृष्टानुश्रविकविषयवितृष्णस्यवशीकारसञ्ज्ञावैराग्यम्
॥१-१५॥

不执是征服意识，不渴求可见的、闻听的经验。

तत्परंपुरुषख्यातेर्गुणवैतृष्ण्यम् ॥१-१६॥

这最高是了知原人，不渴求性质。

वितर्कविचारानन्दास्मितारूपानुगमात् सम्प्रज्ञातः ॥१-१७॥

随着有寻、有伺、喜乐、自我性的产生，是有智入定。

विरामप्रत्ययाभ्यासपूर्वः संस्कारशेषोऽन्यः ॥१-१८॥

以练习停止认识为前提，唯有残留的潜印象是另一种（即无智入定）。

भवप्रत्ययोविदेहप्रकृतिलयानाम् ॥१-१९॥

摆脱肉体者和化为原初物质者表现为存在。

श्रद्धावीर्यस्मृतिसमाधिप्रज्ञापूर्वक इतरेषाम् ॥१-२०॥

其他以信、精进、念、定、智慧为前提。

तीव्रसंवेगानामासन्नः ॥१-२१॥

热忱者靠近。

मृदुमध्याधिमात्रत्वात्ततोऽपिविशेषः ॥१-२२॥

其中也有温和的、稳健的、强烈的差别。

ईश्वरप्रणिधानाद्वा ॥१-२३॥

或者，敬仰自在天。

क्लेशकर्मविपाकाशयैरपरामृष्टः पुरुषविशेषईश्वरः ॥१-२४॥

自在天是独特的原人，不受烦恼、业、果实贮存的影响。

तत्र निरतिशयं सर्वज्ञबीजम् ॥१-२५॥

在这里有一切知识的种子，不可比拟。

स पूर्वेषामपिगुरुः कालेनानवच्छेदात् ॥१-२६॥

因不受时间的阻断，它也是古人的老师。

तस्य वाचकः प्रणवः ॥१-२७॥

oṃ 是它的内涵。

तज्जपस्तदर्थभावनम् ॥१-२८॥

重复它（oṃ）成为它的含义。

ततः प्रत्यक्चेतनाधिगमोऽप्यन्तरायाभावश्च ॥१-२९॥

因此，成就内在意识也无有障碍。

व्याधिस्त्यानसंशयप्रमादालस्याविरतिभ्रान्तिदर्शनालब्धभूमिकत्व
अनवस्थितत्वानिचित्तविक्षेपास्तेऽन्तरायाः ॥१-३०॥

疾病、昏沉、疑惑、懈怠、懒散、沉溺、谬见、无状态、

不稳定，这些心的散乱是障碍。

दुःखदौर्मनस्याङ्गमेजयत्वश्वासप्रश्वासाविक्षेपसहभुवः ॥१-३१॥

痛苦、忧愁、肢体颤抖、吸气、呼气伴随烦乱。

तत्प्रतिषेधार्थमेकतत्त्वाभ्यासः ॥१-३२॥

为了征服它们，练习一个对象。

मैत्री करूणा मुदितोपेक्षाणां सुख दुःख पुण्यापुण्य विषयाणां
भावनातश्चित्तप्रसादनम् ॥१-३३॥

心的清净在于对苦乐善恶的目标培育慈悲喜舍。

प्रच्छर्दनविधारणाभ्यां वा प्राणस्य ॥१-३४॥

或者，通过止息和控制呼吸。

विषयवती वा प्रवृत्तिरुत्पन्ना मनसः स्थितिनिबन्धनी ॥१-३५॥

或者，由对象活动现起（来）把握心意的稳定。

विशोका वा ज्योतिष्मती ॥१-३६॥

或者，通过无忧之光。

वीतरागविषयं वा चित्तम् ॥१-३७॥

或者，心以无执着为对象。

स्वप्ननिद्राज्ञानालम्बनंवा ॥१-३८॥

或者，获得睡眠的知识。

यथाभिमतध्यानाद्वा ॥१-३९॥

或者，通过冥思渴望。

परमाणु परममहत्त्वान्तोऽस्य वशीकारः ॥१-४०॥

终极的小和无尽的大，他可掌握。

क्षीणवृत्तेरभिजातस्येव मणेर्ग्रहीतृग्रहणग्राह्येषु तत्स्थतदञ्जनता समापत्तिः ॥१-४१॥

波动减少完美纯洁，好似摩尼（宝珠）染有认知者、认知工具、认知对象，这安住到达三摩地。

तत्र शब्दार्थज्ञानविकल्पैः संकीर्णा सवितर्का समापत्तिः ॥१-४२॥

在此，混合有声音、意义（和）概念知识的是有寻三摩地。

स्मृतिपरिशुद्धौ स्वरूपशून्येवार्थमात्रनिर्भासा निर्वितर्का ॥१-४३॥

记忆净化，自我意志好似空无，唯光闪烁，是无寻（三摩地）。

एतयैव सविचारा निर्विचारा च सूक्ष्मविषया व्याख्याता ॥१-४४॥

据此，微妙的对象有伺和无伺，得到说明。

सूक्ष्मविषयत्वं चालिङ्गपर्यवसानम् ॥१-४५॥

微妙对象以无相为终极。

ता एव सबीजः समाधिः ॥१-४६॥

这些只是有种子三摩地。

निर्विचारवैशारद्येऽध्यात्मप्रसादः ॥१-४७॥

在纯净清澈的无伺（三摩地）中，内我平静。

ऋतम्भरा तत्र प्रज्ञा ॥१-४८॥

这般若智慧带来真理。

श्रुतानुमानप्रज्ञाभ्यामन्यविषया विशेषार्थत्वात् ॥१-४९॥

超越听闻和推理的知识，是另外意义特别的对象。

तज्जः संस्कारः अन्यसंस्कार प्रतिबन्धी ॥१-५०॥

由此产生的潜印象阻碍其他潜印象。

तस्यापि निरोधे सर्वनिरोधान्निर्बीजः समाधिः ॥१-५१॥

它止息，一切止息，（这是）无种子三摩地。

साधन पाद
练习章

तपः स्वाध्यायेश्वरप्रणिधानानि क्रियायोगः ॥२-१॥

苦行、认知自我、敬仰自在天是克里亚瑜伽。

समाधि भावनार्थः क्लेश तनूकरणार्थश्च ॥२-२॥

为了成就三摩地以及为了去除微小的烦恼。

अविद्यास्मिता राग द्वेषाभिनिवेशाः पञ्चक्लेशाः ॥२-३॥

无明、自我性、贪爱、嗔恨、对有的执着，是五种烦恼。

अविद्याक्षेत्रमुत्तरेषां प्रसुप्त तनु विच्छिन्नोदाराणाम् ॥२-४॥

无明是其他那些的土地，（无论）处在沉睡、微弱、间断、现起。

अनित्याशुचिदुःखानात्मसुनित्यशुचिसुखात्मख्यातिरविद्या ॥२-५॥

（将）无常、不净、苦、无我当为常、净、乐、我，是无明。

दृग्दर्शनशक्त्योरेकात्मतेवास्मिता ॥२-६॥

见力视力如一，自我性仿佛是真我。

सुखानुशायी रागः ॥२-७॥

追随快乐是贪爱。

दुःखानुशायी द्वेषः ॥२-८॥

追随痛苦是嗔恨。

स्वरसवाही विदुषोऽपि तथारूढोऽभिनिवेशः ॥२-९॥

（甚至）智者也追随我味，如同本性，这是对有的执着。

ते प्रतिप्रसवहेयाः सूक्ष्माः ॥२-१०॥

它们微小（时），排除消失。

ध्यानहेयास्तद्वृत्तयः ॥२-११॥

这个波动（由）冥想排除。

क्लेशमूलः कर्माशयो दृष्टादृष्टजन्मवेदनीयः ॥२-१२॥

业的贮存以烦恼为基，由可见、不可见的出生体验。

सति मूले तद्विपाको जात्यायुर्भोगाः ॥२-१३॥

根基存在，这果报是出生、寿命和感受。

ते ह्लादपरितापफलाः पुण्यापुण्यहेतुत्वात् ॥२-१४॥

它们有快乐、痛苦之果，善恶是其因。

परिणामताप संस्कारदुःखैर्गुणवृत्तिविरोधाच्च दुःखमेव सर्वं विवेकिनः ॥२-१५॥

因变化、痛苦、潜印象的苦和三德活动的互斥性，对有分辨力的人确实一切皆苦。

हेयं दुःखमनागतम् ॥२-१६॥

（可以）排除的是未来之苦。

द्रष्टृदृश्ययोः संयोगो हेयहेतुः ॥२-१७॥

见者、所见的结合是排除之因。

प्रकाश क्रिया स्थितिशीलं भूतेन्द्रियात्मकं भोगापवर्गार्थं दृश्यम् ॥२-१८॥

明亮、运动、稳定是性质，元素、感官是本质，体验、解脱为目的是所见。

विशेषाविशेष लिङ्गमात्रालिङ्गानि गुणपर्वाणि ॥२-१९॥

特殊、非特殊，有相、无相乃三德之状况。

द्रष्टा दृशिमात्रः शुद्धोऽपि प्रत्ययानुपश्यः ॥२-२०॥

见者唯见，纯洁也意图观看。

तदर्थ एव दृश्यस्यात्मा ॥२-२१॥

这意义仅仅是观照真我。

कृतार्थं प्रति नष्टमप्यनष्टं तदन्यसाधारणत्वात् ॥२-२२॥

目的达到，停止运转，但也不停止，这对其他（者）仍有普遍性。

स्वस्वामिशक्त्योः स्वरूपोपलब्धिहेतुःसंयोगः ॥२-२३॥

物与物主的力量之形象获得，皆因结合。

तस्य हेतुरविद्या ॥२-२४॥

无明是其因。

तदभावात् संयोगाभावो हानं तद्दृशेः कैवल्यम् ॥२-२५॥

它不存在，结合不存在，这排除即是明见独存。

विवेकख्यातिरविप्लवा हानोपायः ॥२-२६॥

明辨且清晰有序是排除的方法。

तस्य सप्तधा प्रान्तभूमिः प्रज्ञा ॥२-२७॥

它（明辨者）的最高地为七层智慧。

योगाङ्गानुष्ठानादशुद्धिक्षयेज्ञानदीप्तिराविवेकख्यातेः ॥२-२८॥

通过实行瑜伽支来消除不净，智慧之灯导向明辨了悟。

यमनियमासनप्राणायामप्रत्याहारधारणाध्यानसमाधयोऽष्टावङ्गानि ॥२-२९॥

制戒、内制、体式、呼吸法、感官收摄、专注、冥想、三摩地是八支。

अहिंसासत्यास्तेयब्रह्मचर्यापरिग्रहायमाः ॥२-३०॥

非暴力、真实、不偷盗、梵行、不执取是制戒。

एतेजातिदेशकालसमयानवच्छिन्नाःसार्वभौमामहाव्रतम् ॥२-३१॥

这些种姓、时间、地点、情况，一切境地无限制，是大誓言。

शौचसन्तोषतपःस्वाध्यायेश्वरप्रणिधानानिनियमाः ॥२-३२॥

净化、知足、苦行、认知自我、敬仰自在天是内制。

वितर्कबाधनेप्रतिपक्षभावनम् ॥२-३३॥

在不善念扰动时，修习对治法。

वितर्का हिंसादयः कृतकारितानुमोदिता लोभक्रोधमोहपूर्वका मृदुमध्याधिमात्रा दुःखाज्ञानानन्तफला इति प्रतिपक्षभावनम् ॥२-३४॥

暴力等念头，造成行动、引发行动、怂恿行动，贪婪、忿怒（和）愚痴，温和、中等（和）强烈，果实是无尽的苦难和无知，修习对治法。

अहिंसाप्रतिष्ठायां तत्सन्निधौ वैरत्यागः ॥२-३५॥

非暴力建立，那敌意放弃存在。

सत्यप्रतिष्ठायां क्रियाफलाश्रयत्वम् ॥२-३६॥

真实建立，行动果实不落空，有了依靠。

अस्तेयप्रतिष्ठायां सर्वरत्नोपस्थानम् ॥२-३७॥

不偷盗建立，一切财富珍宝来临。

ब्रह्मचर्यप्रतिष्ठायां वीर्यलाभः ॥२-३८॥

梵行建立，获得勇力。

अपरिग्रहस्थैर्ये जन्मकथन्तासंबोधः ॥२-३९॥

不执建立，觉悟生之为何。

शौचात्स्वाङ्गजुगुप्सा परैरसंसर्गः ॥२-४०॥

由于净化厌恶自己的身体，也不接触其他。

सत्त्वशुद्धिसौमनस्यैकाग्र्येन्द्रियजयात्मदर्शनयोग्यत्वानि च ॥२-४१॥

悦性纯洁，心意愉悦，专注一心，战胜感官，有能力观察自我。

सन्तोषादनुत्तमः सुखलाभः ॥२-४२॥

由于知足获得最高的快乐。

कायेन्द्रियसिद्धिरशुद्धिक्षयात्तपसः ॥२-४३॥

身体感官的成就（皆因）苦行去除不净。

स्वाध्यायादिष्टदेवतासम्प्रयोगः ॥२-४४॥

通过研读经典，可与愿望的天神合一。

समाधिसिद्धिरीश्वरप्रणिधानात् ॥२-४५॥

三摩地的成就，皆因敬仰自在天。

स्थिरसुखमासनम् ॥२-४६॥

稳定舒适是体式。

प्रयत्नशैथिल्यानन्तसमापत्तिभ्याम् ॥२-४७॥

通过松动努力进入等持。

ततो द्वन्द्वानभिघातः ॥२-४८॥

因此不受二者的阻碍。

तस्मिन् सति श्वासप्रश्वासयोर्गतिविच्छेदः प्राणायामः ॥२-४९॥

进而，进行切断吸气、呼气的相续运动，这是呼吸法。

बाह्याभ्यन्तरस्तम्भवृत्तिः देशकालसंख्याभिः परिदृष्टो दीर्घ सूक्ष्मः ॥२-५०॥

外部的、内部的、静止的运动形式，通过地点、时间、数量观察测量（成为）长的和微妙的。

बाह्याभ्यन्तरविषयाक्षेपी चतुर्थः ॥२-५१॥

超越外部、内部的目标是第四。

ततः क्षीयते प्रकाशावरणम् ॥२-५२॥

因而，光明的遮盖清除。

धारणासु च योग्यता मनसः ॥२-५३॥

并且，心意有能力专注。

स्वविषयासम्प्रयोगे चित्तस्य स्वरूपानुकार इवेन्द्रियाणां प्रत्याहारः ॥२-५४॥

与目标分开，仿佛跟随心的自性，这是感官收摄。

ततः परमा वश्यतेन्द्रियाणाम् ॥२-५५॥

然后，达到最高的感官收摄。

विभूति पाद

成就章

देशबन्धश्चित्तस्य धारणा ॥३-१॥

心固定在一个地方是专注。

तत्र प्रत्ययैकतानता ध्यानम् ॥३-२॥

在那里认知一（心）相续即是冥想。

तदेवार्थमात्रनिर्भासं स्वरूपशून्यमिव समाधिः ॥३-३॥

甚至那里唯有对象显露，仿佛自性空，这是三摩地。

त्रयमेकत्र संयमः ॥३-४॥

这三支合一称为总御。

तज्जयात् प्रज्ञालोकः ॥३-५॥

通过精通于此，智慧之光升起。

तस्य भूमिषु विनियोगः ॥३-६॥

依阶段实行（总御）是维尼瑜伽。

त्रयमन्तरङ्गं पूर्वेभ्यः ॥३-७॥

这三支是内支，不同于前（五支）。

तदपि बहिरङ्गं निर्बीजस्य ॥३-८॥

这也是外支，对于无种子（三摩地而言）。

व्युत्थान निरोधसंस्कारयोरभिभव प्रादुर्भावौ निरोधक्षणचित्तान्वयो
निरोध परिणामः ॥३-९॥

现起的、止息的两种潜印象（分别）抑止和现起，心连接

止息刹那，这是止息的变化。

तस्य प्रशान्तवाहिता संस्कारात् ॥३-१०॥

那寂静相续从潜印象流出。

सर्वार्थतैकाग्रतयोः क्षयोदयौ चित्तस्य समाधिपरिणामः ॥३-११॥

分心和一所缘（分别）消退和升起，（这是）心进入三摩地的转化。

ततः पुनः शान्तोदितौ तुल्यप्रत्ययौ चित्तस्यैकाग्रतापरिणामः ॥३-१२॥

进而，寂静升起，相续平等认知，这是心一所缘的转化。

एतेन भूतेन्द्रियेषु धर्मलक्षणावस्थापरिणामा व्याख्याताः ॥३-१३॥

由此，元素和感官的性质、特征、状况的转化已经说明。

शान्तोदिताव्यपदेश्यधर्मानुपाती धर्मी ॥३-१४॥

寂静、升起、不显现的性质，有性质者跟随。

क्रमान्यत्वं परिणामान्यत्वे हेतुः ॥३-१५॥

次序不同是转化不同的原因。

परिणामत्रयसंयमादतीतानागतज्ञानम् ॥३-१६॥

通过总御这三种转化，了知过去和未来。

शब्दार्थप्रत्ययानामितरेतराध्यासात्सङ्करस्तत् प्रविभागसंयमात् सर्वभूतरुतज्ञानम् ॥३-१७॥

声与义以及认识，彼此叠加混淆，通过总御它们的区别，了知一切生命的语言。

संस्कारसाक्षात्करणात् पूर्वजातिज्ञानम् ॥३-१८॥

透过亲见潜印象了知前生。

प्रत्ययस्य परचित्तज्ञानम् ॥३-१९॥

通过认知了知他心。

कायरूपसंयमात् तद्ग्राह्यशक्तिस्तम्भे चक्षुः प्रकाशासम्प्रयोगे-ऽन्त्रधानम् ॥३-२०॥

通过总御身之形态，那认知力悬停，眼光分离，（瑜伽行者）隐而不见。

सोपक्रमं निरुपक्रमं च कर्म तत्संयमादपरान्त ज्ञानमरिष्टेभ्यो वा ॥३-२१॥

业行迅速和缓慢，通过总御它们了知死亡（时刻），或通过征兆。

मैत्र्यादिषु बलानि ॥३-२२॥

（通过总御）友爱等获得力量。

बलेषु हस्तिबलादीनि ॥३-२३॥

（通过总御）力量获得象力等力量。

प्रवृत्त्यालोकन्यासात् सूक्ष्म व्यवहित विप्रकृष्टज्ञानम् ॥३-२४॥

凝视行动之光，了知微妙的、隐秘的和遥远的（对象）。

भुवनज्ञानं सूर्ये संयमात् ॥३-२५॥

（通过总御）太阳，了知万有。

चन्द्रे ताराव्यूहज्ञानम् ॥३-२६॥

（通过总御）月亮，了知星之排布。

ध्रुवे तद्गतिज्ञानम् ॥३-२७॥

（通过总御）北极星，了知它们的轨迹。

नाभिचक्रे कायव्यूहज्ञानम् ॥३-२८॥

（通过总御）脐轮，了知身之结构。

कण्ठकूपे क्षुत्पिपासानिवृत्तिः ॥३-२९॥

（通过总御）喉穴消除饥渴。

कूर्मनाड्यां स्थैर्यम् ॥३-३०॥

（通过总御）龟脉，获得稳定。

मूर्धज्योतिषि सिद्धदर्शनम् ॥३-३१॥

（通过总御）头之光芒，获得仙人之眼。

प्रातिभाद्वा सर्वम् ॥३-३२॥

或者，通过无为了知一切。

हृदये चित्तसंवित् ॥३-३३॥

（通过总御）心脏，了知心意。

सत्त्वपुरुषयोरत्यन्तासङ्कीर्णयोः प्रत्ययाविशेषो भोगः

परार्थत्वात् स्वार्थसंयमात् पुरुषज्ञानम् ॥३-३४॥

悦性和原人绝不结合，由于为他性认知经验模糊，通过总御自我意识了知原人。

ततः प्रातिभश्रावणवेदनादर्शास्वादवार्ता जायन्ते ॥३-३५॥

在此，无意识、听、触、看、味、嗅觉产生。

ते समाधावुपसर्गा व्युत्थाने सिद्धयः ॥३-३६॥

这是三摩地的障碍，是现起的成就。

बन्धकारणशैथिल्यात् प्रचारसंवेदनाच्च चित्तस्य परशरीरावेशः ॥३-३७॥

通过松弛束缚之因和通过对心感受的运转，进入他人之身躯。

उदानजयाज्जलपङ्ककण्टकादिष्वसङ्ग उत्क्रान्तिश्च ॥३-३८॥

通过掌控上行气，不触及水、泥土和荆棘等，（获得）上升。

समानजयाज्ज्वलनम् ॥३-३९॥

通过掌控平行气，（获得）光芒闪耀。

श्रोत्राकाशयोः सम्बन्धसंयमाद्दिव्यं श्रोत्रम् ॥३-४०॥

通过总御结合听和空，（获得）天耳通。

कायाकाशयोः
सम्बन्धसंयमाल्लघुतूलसमापत्तेश्चाकाशगमनम् ॥३-४१॥

通过总御身体和空，轻如棉，达到等至，行于空中。

बहिरकल्पिता वृत्तिर्महाविदेहा ततः प्रकाशावरणक्षयः ॥३-४२॥

身外不可行的变化是大无身，因而，光明不见遮蔽。

स्थूलस्वरूपसूक्ष्मान्वयार्थवत्त्वसंयमात् भूतजयः ॥३-४३॥

通过总御粗大、形态、精微、关系、目的（五种）功能，掌控元素。

ततोऽणिमादिप्रादुर्भावः कायसम्पत् तद्धर्मानभिघातश्च ॥३-४४॥

因此，小等外在变化出现，以及身躯完美，这性质不受阻碍。

रूपलावण्यबलवज्रसंहननत्वानि कायसम्पत् ॥३-४५॥

美貌、优雅、力量、金刚坚固，身之完美。

ग्रहणस्वरूपास्मितान्वयार्थवत्त्वसंयमादिन्द्रियजयः ॥३-४६॥

通过总御执取、形态、自我、关联和目的以及功能，掌控感官。

ततो मनोजवित्वं विकरणभावः प्रधानजयश्च ॥३-४७॥

由此，迅速如思，以无作之状态，掌控根基。

सत्त्वपुरुषान्यताख्यातिमात्रस्य सर्वभावाधिष्ठातृत्वं सर्वज्ञातृत्वं च ॥३-४८॥

了知悦性和原人之差别，即是了知一切者和至上者。

तद्वैराग्यादपि दोषबीजक्षये कैवल्यम् ॥३-४९॥

因而，离执着灭种子，无瑕独存。

स्थान्युपनिमन्त्रणे सङ्गस्मयाकरणं पुनरनिष्ट प्रसङ्गात् ॥३-५०॥

受天神邀请，不依恋，不骄傲，从而不会再次陷入恶之循环。

क्षण तत्क्रमयोः संयमाद्विवेकजं ज्ञानम् ॥३-५१॥

通过总御刹那演替，了知产生分辨智。

जाति लक्षण देशैरन्यताऽनवच्छेदात्तुल्ययोस्ततः प्रतिपत्तिः ॥३-५२॥

出生、特征、地点差别无限相似，由此了知（分辨智）。

तारकं सर्वविषयं सर्वथाविषयमक्रमं चेति विवेकजं ज्ञानम् ॥३-५३॥

至高无上，超越一切经验、一切情况和没有次序，分辨智产生。

सत्त्वपुरुषयोः शुद्धिसाम्ये कैवल्यम् ॥३-५४॥

悦性原人纯净平等，是独存。

कैवल्य पाद

独存章

जन्मौषधिमन्त्रतपःसमाधिजाःसिद्धयः ॥४-१॥

出生、草药、曼陀罗、苦行、三摩地（这五种）产生成就。

जात्यन्तरपरिणामःप्रकृत्यापूरात् ॥४-२॥

由于原质流溢，转换成另一种出生。

निमित्तमप्रयोजकं प्रकृतीनां वरणभेदस्तु ततः क्षेत्रिकवत् ॥४-३॥

原因不导致（结果），但原质的选择不同，这像农夫。

निर्माणचित्तान्यस्मितामात्रात् ॥४-४॥

唯从自我性形成许多心。

प्रवृत्तिभेदे प्रयोजकं चित्तमेकमनेकेषाम् ॥४-५॥

依据活动现起的不同，一个心成为许多（心）的原因。

तत्र ध्यानजमनाशयम् ॥४-६॥

在此，冥想无有所有物。

कर्माशुक्लाकृष्णं योगिनस्त्रिविधमितरेषाम् ॥४-७॥

瑜伽士的业非白非黑，其他的业有三种。

ततस्तद्विपाकानुगुणानामेवाभिव्यक्तिर्वासनानाम् ॥४-८॥

在此，这果报追随属性，呈现熏习差别。

जातिदेशकालव्यवहितानामप्यानन्तर्यं स्मृतिसंस्कारयोरेकरूप-

त्वात् ॥४-९॥

出生、地点、时间（存在）距离但也相续，因记忆和潜印

象形态如一。

तासामनादित्वं चाशिषो नित्यत्वात् ॥४-१०॥

它们无始无终，因为渴望永恒。

हेतुफलाश्रयालम्बनैः संगृहीतत्वादेषामभावे तदभावः ॥४-११॥

凭借原因、果实、基础、所缘的结合，这些不存在，它

（就）不存在。

अतीतानागतं स्वरूपतोऽस्त्यध्वभेदाद्धर्माणाम् ॥४-१२॥

过去、未来实有自性，因性质确有时间之差别。

ते व्यक्तसूक्ष्मा गुणात्मानः ॥४-१३॥

它们是显现的，微妙的，本性是（三）德。

परिणामैकत्वाद्वस्तुतत्त्वम् ॥४-१४॥

所缘真实，皆因转化如一。

वस्तुसाम्ये चित्तभेदात्तयोर्विभक्तः पन्थाः ॥४-१५॥

所缘相同，因心不同，两者路径不同。

न चैकचित्ततन्त्रं वस्तु तदप्रमाणकं तदा किं स्यात्

॥४-१६॥

不依赖一心所缘，那么这认知可能吗？

तदुपरागापेक्षित्वाच्चित्तस्य वस्तु ज्ञाताज्ञातम् ॥४-१७॥

因此，心的所缘，认知与不认知，染着为必要。

सदा ज्ञाताश्चित्तवृत्तयस्तत्प्रभोः पुरुषस्यापरिणामित्वात् ॥४-१८॥

永远知道心的波动，因为（作为）主人的原人永恒。

न तत्स्वाभासं दृश्यत्वात् ॥४-१९॥

因有可见性，它不是自我的光辉。

एकसमये चोभयानवधारणम् ॥४-२०॥

一时，无法认知两者。

चित्तान्तरदृश्ये बुद्धिबुद्धेरतिप्रसङ्गः स्मृतिसंकरश्च ॥४-२१॥

（现在心）被另一心所见，认知弥漫，记忆混乱。

चितेरप्रतिसंक्रमायास्तदाकारापत्तौ स्वबुद्धिसंवेदनम् ॥४-२२॥

认知者稳定不变，形成自我存在（也）认知觉察。

द्रष्टृदृश्योपरक्तं चित्तं सर्वार्थम् ॥४-२३॥

被见者所见染着的心，了知对象全体。

तदसंख्येयवासनाभिश्चित्रमपि परार्थं संहत्यकारित्वात् ॥४-२४॥

这具有无数熏习的（心），因活动有聚集性，确定为它。

विशेषदर्शिन आत्मभावभावनानिवृत्तिः ॥४-२५॥

见到差别者，停止真我存在之思。

तदा विवेकनिम्नं कैवल्यप्राग्भारं चित्तम् ॥४-२६॥

然后，心倾向明辨，倾向独存。

तच्छिद्रेषु प्रत्ययान्तराणि संस्कारेभ्यः ॥४-२७॥

在这间隙，其他认知来自潜印象。

हानमेषां क्लेशवदुक्तम् ॥४-२८॥

清除它们，如同已说过的烦恼。

प्रसंख्यानेऽप्यकुसीदस्य सर्वथा विवेकख्यातेर्धर्ममेघः

समाधिः ॥४-२९॥

甚至不贪着禅定，通达明辨，入法云三摩地。

ततः क्लेशकर्मनिवृत्तिः ॥४-३०॥

进而，烦恼之业行停止。

तदा सर्वावरणमलापेतस्य ज्ञानस्यानन्त्याज्ज्ञेयमल्पम् ॥४-३१॥

这时，一切遮蔽、染污清除，因知识无限，所知变得微小。

ततः कृतार्थानां परिणामक्रमपरिसमाप्तिर्गुणानाम् ॥४-३२॥

于是，（三）德完成目的，转化次序终止。

क्षणप्रतियोगी परिणामापरान्तनिर्ग्राह्यः क्रमः ॥४-३३॥
次序与刹那相应，在转化停止（时）确立。

पुरुषार्थशून्यानां गुणानां प्रतिप्रसवः कैवल्यं स्वरूपप्रतिष्ठा वा चितिशक्तिरिति ॥४-३४॥

（三）德回归，原人所缘为空，独存形象确立或（说）智性能量。

yoga sūtram

瑜伽经

samādhi pāda

三摩地章

atha yogānuśāsanam ||1-1||

现在，教导瑜伽。

yogaś citta vṛtti nirodhaḥ ||1-2||

瑜伽是心的波动的止息。

tadā draṣṭuḥ svarūpe'vasthānam ||1-3||

那么，见者安住在自性中。

vṛtti sārūpyamitaratra ||1-4||

在别处与波动一致。

vṛttayaḥ pañcatayyaḥ kliṣṭākliṣṭāḥ ||1-5||

波动有五种（有）烦恼（和）无烦恼的。

pramāṇa viparyaya vikalpa nidrā smṛtayaḥ ||1-6||

量、颠倒、概念、睡眠、记忆。

pratyakṣānumānāgamāḥ pramāṇāni ||1-7||

现量、比量、圣言量是量。

viparyayo mithyājñānam atadrūpa pratiṣṭham ||1-8||

颠倒是错误知识，以非真实为基础。

śabdajñānānupātī vastuśūnyo vikalpaḥ ||1-9||

声音知识升起（但）没有实体是概念。

abhāvapratyayālambanā vṛttirnidrā ||1-10||

认知不存在的波动是睡眠。

anubhūta viṣayāsampramoṣaḥ smṛtiḥ ||1-11||

对体验过的对象没有忘却是记忆。

abhyāsavairāgyābhyāṃ tannirodhaḥ ||1-12||

通过练习和不执着，它们可以止息。

tatra sthitau yatno'bhyāsaḥ ||1-13||

在此，练习是成就稳定。

sa tu dīrghakāla nairantarya satkārāsevito dṛḍhabhūmiḥ ||1-14||

且要长时间、不间断、热忱，它才根基稳固。

dṛṣṭānuśravika viṣaya vitṛṣṇasya vaśīkāra sañjñā vairāgyam ||1-15||

不执是征服意识，不渴求可见的、闻听的经验。

tatparaṃ puruṣa khyāter guṇa vaitṛṣṇyam ||1-16||

这最高是了知原人，不渴求性质。

vitarka vicāra ānanda asmitārūpānugamāt samprajñātaḥ ||1-17||

随着有寻、有伺、喜乐、自我性的产生，是有智入定。

virāma pratyayābhyāsa pūrvaḥ saṃskāraśeṣo'nyaḥ ||1-18||

以练习停止认识为前提，唯有残留的潜印象是另一种（即无智入定）。

bhava pratyayo videha prakṛtilayānām ||1-19||

摆脱肉体者和化为原初物质者表现为存在。

śraddhā vīrya smṛti samādhi prajñāpūrvaka itareṣām ||1-20||

其他以信、精进、念、定、智慧为前提。

tīvra saṃvegānāmāsannaḥ ||1-21||

热忱者靠近。

mṛdu madhya adhimātratvāt tato'pi viśeṣaḥ ||1-22||

其中也有温和的、稳健的、强烈的差别。

īśvara praṇidhānādvā ||1-23||

或者，敬仰自在天。

kleśa karma vipākāśayairaparāmṛṣṭaḥ puruṣaviśeṣa īśvaraḥ ||1-24||

自在天是独特的原人，不受烦恼、业、果实贮存的影响。

tatra niratiśayaṃ sarvajña bījam ||1-25||

在这里有一切知识的种子，不可比拟。

sa pūrveṣāmapi guruḥ kālenānavacchedāt ||1-26||

因不受时间的阻断，它也是古人的老师。

tasya vācakaḥ praṇavaḥ ||1-27||

oṃ 是它的内涵。

tajjapas tad artha bhāvanam ||1-28||

重复它（oṃ）成为它的含义。

tataḥ pratyak cetanādhigamo'pyantarāyābhāvaśca ||1-29||

因此，成就内在意识也无有障碍。

vyādhi styāna saṃśaya pramāda ālasya avirati bhrāntidarśana alabdhabhūmikatva anavasthitatvāni cittavikṣepāste'ntarāyāḥ ||1-30||

疾病、昏沉、疑惑、懈怠、懒散、沉溺、谬见、无状态、不稳定，这些心的散乱是障碍。

duḥkha daurmanasyāṅgamejayatva śvāsa praśvāsā vikṣepa sahabhuvaḥ ||1-31||

痛苦、忧愁、肢体颤抖、吸气、呼气伴随烦乱。

tat pratiṣedhārtham eka tattvābhyāsaḥ ||1-32||

为了征服它们，练习一个对象。

maitrī karuṇā muditopekṣāṇāṃ sukha duḥkha puṇyāpuṇya viṣayāṇāṃ bhāvanātaś citta prasādanam ||1-33||

心的清净在于对苦乐善恶的目标培育慈悲喜舍。

pracchardana vidhāraṇābhyāṃ vā prāṇasya ||1-34||

或者，通过止息和控制呼吸。

viṣayavatī vā pravṛttirutpannā manasaḥ sthiti nibandhanī ||1-35||

或者，由对象活动现起（来）把握心意的稳定。

viśokā vā jyotiṣmatī ||1-36||

或者，通过无忧之光。

vīta rāga viṣayaṃ vā cittam ||1-37||

或者，心以无执着为对象。

svapna nidrā jñānālambanaṃ vā ||1-38||

或者，获得睡眠的知识。

yathābhimata dhyānād vā ||1-39||

或者，通过冥思渴望。

paramāṇu paramamahattvānto'sya vaśīkāraḥ ||1-40||

终极的小和无尽的大，他可掌握。

kṣīṇa vṛtter abhijātasyeva maṇer grahītṛ grahaṇa grāhyeṣu tatstha tadañjanatā samāpattiḥ ||1-41||

波动减少完美纯洁，好似摩尼（宝珠）染有认知者、认知工具、认知对象，这安住到达三摩地。

tatra śabdārtha jñāna vikalpaiḥ saṃkīrṇā savitarkā samāpattiḥ ||1-42||

在此，混合有声音、意义（和）概念知识的是有寻三摩地。

smṛti pariśuddhau svarūpa śūnyevārtha mātra nirbhāsā nirvitarkā ||1-43||

记忆净化，自我意志好似空无，唯光闪烁，是无寻（三摩地）。

etayaiva savicārā nirvicārā ca sūkṣma viṣayā vyākhyātā ||1-44||

据此，微妙的对象有伺和无伺，得到说明。

sūkṣma viṣayatvaṃ cāliṅga paryavasānam ||1-45||

微妙对象以无相为终极。

tā eva sabījaḥ samādhiḥ ||1-46||

这些只是有种子三摩地。

nirvicāra vaiśāradye'dhyātma prasādaḥ ||1-47||

在纯净清澈的无伺（三摩地）中，内我平静。

ṛtambharā tatra prajñā ||1-48||

这般若智慧带来真理。

śrutānumāna prajñābhyām anyaviṣayā viśeṣārthatvāt ||1-49||

超越听闻和推理的知识，是另外意义特别的对象。

tajjaḥ saṃskāraḥ anyasaṃskāra pratibandhī ||1-50||

由此产生的潜印象阻碍其他潜印象。

tasyāpi nirodhe sarvanirodhānnirbījaḥ samādhiḥ ||1-51||

它止息，一切止息，（这是）无种子三摩地。

sādhana pāda

练习章

tapaḥ svādhyāyeśvara praṇidhānāni kriyā yogaḥ ||2-1||

苦行、认知自我、敬仰自在天是克里亚瑜伽。

samādhi bhāvanārthaḥ kleśa tanū karaṇārthaś ca ||2-2||

为了成就三摩地以及为了去除微小的烦恼。

avidyāsmitā rāga dveṣābhiniveśāḥ pañcakleśāḥ ||2-3||

无明、自我性、贪爱、嗔恨、对有的执着，是五种烦恼。

avidyā kṣetram uttareṣāṃ prasupta tanu vicchinnodārāṇām ||2-4||

无明是其他那些的土地，（无论）处在沉睡、微弱、间断、现起。

anityāśuci duḥkhānātmasu nitya śuci sukhātmakhyātiravidyā ||2-5||

(将)无常、不净、苦、无我当为常、净、乐、我，是无明。

dṛgdarśana śaktyor ekātmatevāsmitā ||2-6||

见力视力如一，自我性仿佛是真我。

sukhānuśayī rāgaḥ ||2-7||

追随快乐是贪爱。

duḥkhānuśayī dveṣaḥ ||2-8||

追随痛苦是嗔恨。

svarasavāhī viduṣo’pi tathārūḍho’bhiniveśaḥ ||2-9||

（甚至）智者也追随我味，如同本性，这是对有的执着。

te pratiprasava heyāḥ sūkṣmāḥ ||2-10||

它们微小（时），排除消失。

dhyāna heyās tad vṛttayaḥ ||2-11||

这个波动（由）冥想排除。

kleśamūlaḥ karmāśayo dṛṣṭādṛṣṭa janma vedanīyaḥ ||2-12||

业的贮存以烦恼为基，由可见、不可见的出生体验。

sati mūle tad vipāko jātyāyur bhogāḥ ||2-13||

根基存在，这果报是出生、寿命和感受。

te hlāda paritāpa phalāḥ puṇyāpuṇya hetutvāt ||2-14||

它们有快乐、痛苦之果，善恶是其因。

pariṇāma tāpa saṃskāra duḥkhair guṇa vṛtti virodhāc ca duḥkham eva sarvaṃ vivekinaḥ ||2-15||

因变化、痛苦、潜印象的苦和三德活动的互斥性，对有分辨力的人确实一切皆苦。

heyaṃ duḥkhamanāgatam ||2-16||

（可以）排除的是未来之苦。

draṣṭṛdṛśyayoḥ saṃyogo heyahetuḥ ||2-17||

见者、所见的结合是排除之因。

prakāśa kriyā sthiti śīlaṃ bhūtendriyātmakaṃ bhogāpavargārthaṃ dṛśyam ||2-18||

明亮、运动、稳定是性质，元素、感官是本质，体验、解脱为目的是所见。

viśeṣāviśeṣa liṅgamātrāliṅgāni guṇaparvāṇi ||2-19||

特殊、非特殊，有相、无相乃三德之状况。

draṣṭā dṛśimātraḥ śuddho'pi pratyayānupaśyaḥ ||2-20||

见者唯见，纯洁也意图观看。

tadartha eva dṛśyasyātmā ||2-21||

这意义仅仅是观照真我。

kṛtārthaṃ prati naṣṭam apy anaṣṭaṃ tad anya sādhāraṇatvāt ||2-22||

目的达到，停止运转，但也不停止，这对其他（者）仍有普遍性。

sva svāmi śaktyoḥ svarūpopalabdhi hetuḥ saṃyogaḥ ||2-23||

物与物主的力量之形象获得，皆因结合。

tasya hetur avidyā ||2-24||

无明是其因。

tad abhāvāt saṃyogābhāvo hānaṃ tad dṛśeḥ kaivalyam ||2-25||

它不存在，结合不存在，这排除即是明见独存。

vivekakhyātiraviplavā hānopāyaḥ ||2-26||

明辨且清晰有序是排除的方法。

tasya saptadhā prāntabhūmiḥ prajñā ||2-27||

它（明辨者）的最高地为七层智慧。

yogāṅgānuṣṭhānād aśuddhi kṣaye jñānadīptir āvivekakhyāteḥ ||2-28||

通过实行瑜伽支来消除不净，智慧之灯导向明辨了悟。

yama niyamāsana prāṇāyāma pratyāhāra dhāraṇā dhyāna samādhayo'ṣṭāv aṅgāni ||2-29||

制戒、内制、体式、呼吸法、感官收摄、专注、冥想、三摩地是八支。

ahiṃsā satyāsteya brahmacaryāparigrahā yamāḥ ||2-30||

非暴力、真实、不偷盗、梵行、不执取是制戒。

ete jāti deśa kāla samayānavacchinnāḥ sārvabhaumā mahāvratam ||2-31||

这些种姓、时间、地点、情况，一切境地无限制，是大誓言。

śauca santoṣa tapaḥ svādhyāyeśvara praṇidhānāni niyamāḥ ||2-32||

净化、知足、苦行、认知自我、敬仰自在天是内制。

vitarkabādhane pratipakṣa bhāvanam ||2-33||

在不善念扰动时，修习对治法。

vitarkā hiṃsādayaḥ kṛtakāritānumoditā lobhakrodhamohapūrvakā mṛdumadhyādhimātrā duḥkhājñānānantaphalā iti pratipakṣabhāvanam ||2-34||

暴力等念头，造成行动、引发行动、怂恿行动，贪婪、忿怒（和）愚痴，温和、中等（和）强烈，果实是无尽的苦难和无知，修习对治法。

ahiṃsāpratiṣṭhāyāṃ tatsannidhau vairatyāgaḥ ||2-35||

非暴力建立，那敌意放弃存在。

satyapratiṣṭhāyāṃ kriyāphalāśrayatvam ||2-36||

真实建立，行动果实不落空，有了依靠。

asteyapratiṣṭhāyāṃ sarvaratnopasthānam ||2-37||

不偷盗建立，一切财富珍宝来临。

brahmacaryapratiṣṭhāyāṃ vīryalābhaḥ ||2-38||

梵行建立，获得勇力。

aparigrahasthairye janmakathantāsaṃbodhaḥ ||2-39||

不执建立，觉悟生之为何。

śaucātsvāṅgajugupsā parairasaṃsargaḥ ||2-40||

由于净化厌恶自己的身体，也不接触其他。

sattvaśuddhisaumanasyaikāgryendriyajayātmadarśanayogyatvāni ca ||2-41||

悦性纯洁，心意愉悦，专注一心，战胜感官，有能力观察自我。

santoṣādanuttamaḥ sukhalābhaḥ ||2-42||

由于知足获得最高的快乐。

kāyendriyasiddhiraśuddhikṣayāttapasaḥ ||2-43||

身体感官的成就（皆因）苦行去除不净。

svādhyāyādiṣṭadevatāsamprayogaḥ ||2-44||

通过研读经典，可与愿望的天神合一。

samādhisiddhirīśvarapraṇidhānāt ||2-45||

三摩地的成就，皆因敬仰自在天。

sthirasukhamāsanam ||2-46||

稳定舒适是体式。

prayatnaśaithilyānantasamāpattibhyām ||2-47||

通过松动努力进入等持。

tato dvandvānabhighātaḥ ||2-48||

因此不受二者的阻碍。

tasmin sati śvāsapraśvāsayorgativicchedaḥ prāṇāyāmaḥ ||2-49||

进而，进行切断吸气、呼气的相续运动，这是呼吸法。

bāhyābhyantarastambhavṛttiḥ deśakālasaṃkhyābhiḥ paridṛṣṭo dīrgha sūkṣmaḥ ||2-50||

外部的、内部的、静止的运动形式，通过地点、时间、数量观察测量（成为）长的和微妙的。

bāhyābhyantaraviṣayākṣepī caturthaḥ ||2-51||

超越外部、内部的目标是第四。

tataḥ kṣīyate prakāśāvaraṇam ||2-52||

因而，光明的遮盖清除。

dhāraṇāsu ca yogyatā manasaḥ ||2-53||

并且，心意有能力专注。

svaviṣayāsamprayoge cittasya svarūpānukāra ivendriyāṇāṃ pratyāhāraḥ ||2-54||

与目标分开，仿佛跟随心的自性，这是感官收摄。

tataḥ paramā vaśyatendriyāṇām ||2-55||

然后，达到最高的感官收摄。

vibhūti pāda

成就章

deśabandhaś cittasya dhāraṇā ||3-1||

心固定在一个地方是专注。

tatra pratyayaikatānatā dhyānam ||3-2||

在那里认知一（心）相续即是冥想。

tad evārthamātra nirbhāsaṃ svarūpa śūnyam iva samādhiḥ ||3-3||

甚至那里唯有对象显露，仿佛自性空，这是三摩地。

trayam ekatra saṃyamaḥ ||3-4||

这三支合一称为总御。

tajjayāt prajñālokaḥ ||3-5||

通过精通于此，智慧之光升起。

tasya bhūmiṣu viniyogaḥ ||3-6||

依阶段实行（总御）是维尼瑜伽。

trayam antaraṅgaṃ pūrvebhyaḥ ||3-7||

这三支是内支，不同于前（五支）。

tad api bahiraṅgaṃ nirbījasya ||3-8||

这也是外支，对于无种子（三摩地而言）。

vyutthāna nirodha saṃskārayor abhibhava prādurbhāvau nirodha kṣaṇa cittānvayo nirodha pariṇāmaḥ ||3-9||

现起的、止息的两种潜印象（分别）抑止和现起，心连接止息刹那，这是止息的变化。

tasya praśānta vāhitā saṃskārāt ||3-10||

那寂静相续从潜印象流出。

sarvārthataikāgratayoḥ kṣayodayau cittasya samādhipariṇāmaḥ ||3-11||

分心和一所缘（分别）消退和升起，（这是）心进入三摩地的转化。

tataḥ punaḥ śāntoditau tulya pratyayau cittasyaikāgratāpariṇāmaḥ ||3-12||

进而，寂静升起，相续平等认知，这是心一所缘的转化。

etena bhūtendriyeṣu dharma lakṣaṇāvasthā pariṇāmā vyākhyātāḥ ||3-13||

由此，元素和感官的性质、特征、状况的转化已经说明。

śāntoditāvyapadeśya dharmānupātī dharmī ||3-14||

寂静、升起、不显现的性质，有性质者跟随。

kramānyatvaṃ pariṇāmānyatve hetuḥ ||3-15||

次序不同是转化不同的原因。

pariṇāma traya saṃyamād atītānāgata jñānam ||3-16||

通过总御这三种转化，了知过去和未来。

śabdārtha pratyayānām itaretarādhyāsāt saṅkaraḥ tat pravibhāga saṃyamāt sarva bhūta ruta jñānam ||3-17||

声与义以及认识，彼此叠加混淆，通过总御它们的区别，了知一切生命的语言。

saṃskāra sākṣātkaraṇāt pūrva jātijñānam ||3-18||

透过亲见潜印象了知前生。

pratyayasya paracitta jñānam ||3-19||

通过认知了知他心。

kāyarūpa saṃyamāt tadgrāhyaśakti stambhe cakṣuḥ prakāśa asamprayoge' ntradhānam ||3-20||

通过总御身之形态，那认知力悬停，眼光分离，（瑜伽行者）隐而不见。

sopakramaṃ nirupakramaṃ ca karma tat saṃyamād aparānta jñānam ariṣṭebhyo vā ||3-21||

业行迅速和缓慢，通过总御它们了知死亡（时刻），或通过征兆。

maitryādiṣu balāni ||3-22||

（通过总御）友爱等获得力量。

baleṣu hasti balādīni ||3-23||

（通过总御）力量获得象力等力量。

pravṛttyāloka nyāsāt sūkṣma vyavahita viprakṛṣṭa jñānam ||3-24||

凝视行动之光，了知微妙的、隐秘的和遥远的（对象）。

bhuvana jñānaṃ sūrye saṃyamāt ||3-25||

（通过总御）太阳，了知万有。

candre tārā vyūha jñānam ||3-26||

（通过总御）月亮，了知星之排布。

dhruve tadgati jñānam ||3-27||

（通过总御）北极星，了知它们的轨迹。

nābhi cakre kāya vyūha jñānam ||3-28||

（通过总御）脐轮，了知身之结构。

kaṇṭha kūpe kṣut pipāsā nivṛttiḥ ||3-29||

（通过总御）喉穴消除饥渴。

kūrmanāḍyāṃ sthairyam ||3-30||

（通过总御）龟脉，获得稳定。

mūrdha jyotiṣi siddha darśanam ||3-31||

（通过总御）头之光芒，获得仙人之眼。

prātibhādvā sarvam ||3-32||

或者，通过无为了知一切。

hṛdaye citta saṃvit ||3-33||

（通过总御）心脏，了知心意。

sattva puruṣayor atyantāsaṅkīrṇayoḥ pratyayāviśeṣo bhogaḥ parārthatvāt svārthasaṃyamāt puruṣa jñānam ||3-34||

悦性和原人绝不结合，由于为他性认知经验模糊，通过总御自我意识了知原人。

tataḥ prātibha śrāvaṇa vedanādarśāsvāda vārtā jāyante ||3-35||

在此，无意识、听、触、看、味、嗅觉产生。

te samādhāvupasargā vyutthāne siddhayaḥ ||3-36||

这是三摩地的障碍，是现起的成就。

bandha kāraṇa śaithilyāt pracāra saṃvedanācca cittasya paraśarīrāveśaḥ ||3-37||

通过松弛束缚之因和通过对心感受的运转，进入他人之身躯。

udāna jayāj jala paṅka kaṇṭakādiṣv asaṅga utkrāntiś ca ||3-38||

通过掌控上行气，不触及水、泥土和荆棘等，(获得)上升。

samāna jayāj jvalanam ||3-39||

通过掌控平行气，(获得)光芒闪耀。

śrotrākāśayoḥ sambandha saṃyamād divyaṃ śrotram ||3-40||

通过总御结合听和空，(获得)天耳通。

kāyākāśayoḥ sambandha saṃyamāl laghu tūla samāpatteścākāśa gamanam ||3-41||

通过总御身体和空，轻如棉，达到等至，行于空中。

bahir akalpitā vṛttir mahāvidehā tataḥ prakāśāvaraṇa kṣayaḥ ||3-42||

身外不可行的变化是大无身，因而，光明不见遮蔽。

sthūla svarūpa sūkṣmānvayārthavattva saṃyamāt bhūtajayaḥ ||3-43||

通过总御粗大、形态、精微、关系、目的(五种)功能，掌控元素。

tato'ṇimādi prādurbhāvaḥ kāya sampat taddharmānabhighātaś ca ||3-44||

因此，小等外在变化出现，以及身躯完美，这性质不受阻碍。

rūpa lāvaṇya bala vajra saṃhananatvāni kāyasampat ||3-45||

美貌、优雅、力量、金刚坚固，身之完美。

grahaṇa svarūpāsmitānvayārthavattva saṃyamād indriya jayaḥ ||3-46||

通过总御执取、形态、自我、关联和目的以及功能，掌控感官。

tato manojavitvaṃ vikaraṇabhāvaḥ pradhāna jayaś ca ||3-47||

由此，迅速如思，以无作之状态，掌控根基。

sattva puruṣānyatākhyātimātrasya sarva bhāvādhiṣṭhātṛtvaṃ sarvajñātṛtvaṃ ca ||3-48||

了知悦性和原人之差别，即是了知一切者和至上者。

tad vairāgyād api doṣa bīja kṣaye kaivalyam ||3-49||

因而，离执着灭种子，无瑕独存。

sthānyupanimantraṇe saṅga smayākaraṇaṃ punar aniṣṭa prasaṅgāt ||3-50||

受天神邀请，不依恋，不骄傲，从而不会再次陷入恶之循环。

kṣaṇa tat kramayoḥ saṃyamād vivekajaṃ jñānam ||3-51||

通过总御刹那演替，了知产生分辨智。

jāti lakṣaṇa deśair anyatā'navacchedāt tulyayos tataḥ pratipattiḥ ||3-52||

出生、特征、地点差别无限相似，由此了知（分辨智）。

tārakaṃ sarva viṣayaṃ sarvathā viṣayam akramaṃ ceti vivekajaṃ jñānam ||3-53||

至高无上，超越一切经验、一切情况和没有次序，分辨智产生。

sattva puruṣayoḥ śuddhi sāmye kaivalyam ||3-54||

悦性原人纯净平等，是独存。

kaivalya pāda

独存章

janmauṣadhi mantra tapaḥ samādhi jāḥ siddhayaḥ ||4-1||

出生、草药、曼陀罗、苦行、三摩地（这五种）产生成就。

jātyantara pariṇāmaḥ prakṛtyāpūrāt ||4-2||

由于原质流溢，转换成另一种出生。

nimittam aprayojakaṃ prakṛtīnāṃ varaṇabhedas tu tataḥ kṣetrikavat ||4-3||

原因不导致（结果），但原质的选择不同，这像农夫。

nirmāṇa cittāny asmitāmātrāt ||4-4||

唯从自我性形成许多心。

pravṛtti bhede prayojakaṃ cittam ekam anekeṣām ||4-5||

依据活动现起的不同，一个心成为许多（心）的原因。

tatra dhyānajamanāśayam ||4-6||

在此，冥想无有所有物。

karmāśuklākṛṣṇaṃ yoginastrividham itareṣām ||4-7||

瑜伽士的业非白非黑，其他的业有三种。

tatas tadvipākānuguṇānām evābhivyaktir vāsanānām ||4-8||

在此，这果报追随属性，呈现熏习差别。

jāti deśa kāla vyavahitānām apyānantaryaṃ smṛti saṃskārayorekarūpatvāt ||4-9||

出生、地点、时间（存在）距离但也相续，因记忆和潜印象形态如一。

tāsām anāditvaṃ cāśiṣo nityatvāt ||4-10||

它们无始无终，因为渴望永恒。

hetu phalāśrayālambanaiḥ saṃgṛhītatvādeṣāmabhāve tadabhāvaḥ ||4-11||

凭借原因、果实、基础、所缘的结合，这些不存在，它（就）不存在。

atītānāgataṃ svarūpato'styadhva bhedāddharmāṇām ||4-12||

过去、未来实有自性，因性质确有时间之差别。

te vyakta sūkṣmā guṇātmānaḥ ||4-13||

它们是显现的，微妙的，本性是（三）德。

pariṇāmaikatvād vastu tattvam ||4-14||

所缘真实，皆因转化如一。

vastusāmye cittabhedāt tayor vibhaktaḥ panthāḥ ||4-15||

所缘相同，因心不同，两者路径不同。

na caika citta tantraṃ vastu tadapramāṇakaṃ tadā kiṃ syāt ||4-16||

不依赖一心所缘，那么这认知可能吗？

taduparāgāpekṣitvāc cittasya vastu jñātājñātam ||4-17||

因此，心的所缘，认知与不认知，染着为必要。

sadā jñātāścitta vṛttayas tat prabhoḥ puruṣasyāpariṇāmitvāt ||4-18||

永远知道心的波动，因为（作为）主人的原人永恒。

na tat svābhāsaṃ dṛśyatvāt ||4-19||

因有可见性，它不是自我的光辉。

eka samaye cobhayānavadhāraṇam ||4-20||

一时，无法认知两者。

cittāntara dṛśye buddhibuddher atiprasaṅgaḥ smṛtisaṃkaraś ca ||4-21||

（现在心）被另一心所见，认知弥漫，记忆混乱。

citerapratisaṃkramāyās tadākārāpattau svabuddhisaṃvedanam ||4-22||

认知者稳定不变，形成自我存在（也）认知觉察。

draṣṭṛdṛśyoparaktaṃ cittaṃ sarvārtham ||4-23||

被见者所见染着的心，了知对象全体。

tadasaṃkhyeya vāsanābhiś citram api parārthaṃ saṃhatya kāritvāt ||4-24||

这具有无数熏习的（心），因活动有聚集性，确定为它。

viśeṣa darśina ātmabhāva bhāvanānivṛttiḥ ||4-25||

见到差别者，停止真我存在之思。

tadā viveka nimnaṃ kaivalya prāgbhāraṃ cittam ||4-26||

然后，心倾向明辨，倾向独存。

tacchidreṣu pratyayāntarāṇi saṃskārebhyaḥ ||4-27||

在这间隙，其他认知来自潜印象。

hānam eṣāṃ kleśavaduktam ||4-28||

清除它们，如同已说过的烦恼。

prasaṃkhyāne'pyakusīdasya sarvathā vivekakhyāter dharmameghaḥ samādhiḥ ||4-29||

甚至不贪着禅定，通达明辨，入法云三摩地。

tataḥ kleśa karma nivṛttiḥ ||4-30||

进而，烦恼之业行停止。

tadā sarvāvaraṇa malāpetasya jñānasyānantyājjñeyam alpam ||4-31||

这时，一切遮蔽、染污清除，因知识无限，所知变得微小。

tataḥ kṛtārthānāṃ pariṇāma krama parisamāptir guṇānām ||4-32||

于是，（三）德完成目的，转化次序终止。

kṣaṇapratiyogī pariṇāmāparānta nirgrāhyaḥ kramaḥ ||4-33||

次序与刹那相应，在转化停止（时）确立。

puruṣārtha śūnyānāṃ guṇānāṃ pratiprasavaḥ kaivalyaṃ svarūpa pratiṣṭhā vā citiśaktiriti ||4-34||

（三）德回归，原人所缘为空，独存形象确立或（说）智性能量。

作者简介

范塬

曾在南亚、东南亚各国旅居、学习，考察东方文化十余年。近年来专注瑜伽、冥想等古代文献的整理、研究及实践。

图书在版编目（CIP）数据

瑜伽文化常识 / 范塬著 . -- 北京 : 中国青年出版社，2023.3

ISBN 978-7-5153-6931-0

Ⅰ.①瑜… Ⅱ.①范… Ⅲ.①瑜伽—文化研究 Ⅳ.①R161.1

中国国家版本馆 CIP 数据核字（2023）第 023222 号

瑜伽文化常识

作　　者：范塬
责任编辑：吕娜、王超群
书籍设计：贺伟恒
出版发行：中国青年出版社
社　　址：北京市东城区东四十二条 21 号
网　　址：www.cyp.com.cn
经　　销：新华书店
印　　刷：三河市万龙印装有限公司
规　　格：787×1092mm 1/32
印　　张：10.75
字　　数：200 千字
版　　次：2023 年 4 月北京第 1 版
印　　次：2023 年 4 月河北第 1 次印刷
定　　价：79.00 元
如有印装质量问题，请凭购书发票与质检部联系调换
联系电话：010-65050585